Mermoz Kabwe Muzembe

Le secret de la longévité: merveilles de la médecine orientale

Mermoz Kabwe Muzembe

Le secret de la longévité: merveilles de la médecine orientale

Guide pratique pour vivre longtemps et soigner des pathologies chroniques

Éditions Vie

Imprint

Cover image: www.ingimage.com

Publisher:
Éditions Vie
is a trademark of
Dodo Books Indian Ocean Ltd. and OmniScriptum S.R.L publishing group

120 High Road, East Finchley, London, N2 9ED, United Kingdom
Str. Armeneasca 28/1, office 1, Chisinau MD-2012, Republic of Moldova, Europe
Managing Directors: Ieva Konstantinova, Victoria Ursu
info@omniscriptum.com

Printed at: see last page
ISBN: 978-613-9-59753-6

Guide de santé et bien-être basé sur la médecine orientale

Plan des Chapitres

Chapitre 1: La médecine orientale et son efficacité

Présentation des bases de la médecine orientale, de son historique et de ses succès prouvés dans le traitement de diverses maladies.

Chapitre 2: Différences de principe, approche et théorie sur le concept de maladie par rapport à la médecine occidentale

Comparaison des conceptions de la maladie dans la médecine orientale et occidentale, en soulignant l'approche holistique de l'Orient contre l'approche organo-centrée de l'Occident.

Chapitre 3: Le malade le plus dangereux et bizarre est celui qui s'ignore

Discussion sur l'importance de la conscience de soi et de la prévention en médecine orientale, en montrant comment l'ignorance des signes précurseurs peut être plus dangereuse que la maladie elle-même.

Chapitre 4: Le secret de la longévité est dans les énergies yin et yang du foie

Exploration du concept des énergies yin et yang, avec un accent particulier sur leur rôle dans la santé du foie et la longévité, en expliquant pourquoi les solutions occidentales ne sont pas toujours efficaces pour les pathologies hépatiques.

Chapitre 5: Le cancer n'est pas incurable si vous entretenez votre corps comme un véhicule

Discussion sur l'importance de l'entretien régulier du corps pour prévenir et combattre le cancer, en présentant des stratégies inspirées de la médecine orientale.

Chapitre 6: Le diabète se soigne en six à douze mois

Examen des méthodes et traitements de la médecine orientale pour le diabète, avec des exemples de cas où la guérison a été obtenue en quelques mois.

Chapitre 7: L'hyperplasie bénigne de la prostate, les fibroses prostatiques, la prostatite et le cancer de la prostate se soignent sans chirurgie

Présentation des traitements naturels et non invasifs proposés par la médecine orientale pour les affections de la prostate, en soulignant leur efficacité.

Chapitre 8: Le cancer du col de l'utérus et le cancer du sein ont des remèdes

Exploration des remèdes naturels offerts par la médecine orientale pour traiter les cancers du col de l'utérus et du sein, avec des études de cas et des témoignages.

Chapitre 9: La stérilité masculine et féminine: des solutions à portée de main

Analyse des causes de la stérilité selon la médecine orientale et présentation des solutions naturelles disponibles pour restaurer la fertilité.

Chapitre 10: Le VIH: Remonter la charge virale jusqu'à ce qu'il soit non détectable

Discussion sur les approches de la médecine orientale pour renforcer le système immunitaire et réduire la charge virale chez les patients atteints du VIH.

Chapitre 11: L'ignorance et le pessimisme tuent

Réflexion sur l'impact psychologique des croyances limitantes et du pessimisme sur la santé, avec des conseils pour adopter une mentalité plus ouverte aux traitements alternatifs.

Chapitre 12: Essayer, tu n'as rien à perdre

Encouragement à expérimenter les traitements de la médecine orientale, en expliquant que les risques sont minimes comparés aux potentiels bienfaits.

Chapitre 13: Conseils pratiques sur des produits à prendre pour le maintien d'une bonne santé

Préface par Kabwe Muzembe Mermoz

Lorsque j'ai entrepris l'écriture de ce livre, j'avais une vision claire : offrir un guide qui ne se contenterait pas de partager des connaissances, mais qui servirait également de pont entre des traditions médicales anciennes et notre monde moderne. Ce projet est né de ma profonde conviction que la santé ne doit pas être vue uniquement à travers le prisme des traitements symptomatiques, mais comme un état d'équilibre et d'harmonie qui touche à tous les aspects de notre être.

Je me suis souvent demandé pourquoi, dans nos sociétés modernes, nous avons tendance à nous tourner si exclusivement vers la médecine occidentale, souvent au détriment de traditions millénaires qui ont prouvé leur efficacité à travers les âges. La médecine orientale, avec ses approches holistiques et préventives, offre des solutions qui vont bien au-delà du simple traitement des symptômes. Elle nous invite à comprendre la santé dans sa globalité, à respecter les rythmes naturels du corps, et à adopter des pratiques qui nourrissent notre vitalité sur le long terme.

Ce livre n'est pas simplement un recueil de théories ou de conseils ; il est le reflet de mon propre parcours d'exploration et de découverte. À travers mes recherches et mes rencontres, j'ai été témoin de l'impact profond que la médecine orientale peut avoir sur la vie des gens. J'ai vu des individus retrouver une santé qu'ils pensaient avoir perdue, non pas en suivant un chemin linéaire dicté par des protocoles rigides, mais en embrassant des méthodes qui honorent leur unicité et leurs besoins spécifiques.

Je crois fermement que chacun d'entre nous a la capacité de prendre en main sa propre santé. Ce livre est une invitation à le faire, à travers une compréhension plus profonde de soi et un engagement envers des pratiques qui renforcent notre bien-être. Que vous soyez familier avec la médecine orientale ou que vous la découvriez pour la première fois, j'espère que ces pages vous inspireront à explorer, à expérimenter, et à intégrer ces traditions dans votre vie quotidienne.

En tant qu'auteur, mon objectif est simple : vous offrir des outils et des perspectives qui peuvent vous aider à vivre en meilleure santé, plus équilibré, et plus en harmonie avec vous-même et avec le monde qui vous entoure. Ce livre est un guide, mais c'est aussi une conversation ouverte, un dialogue entre des pratiques anciennes et les besoins modernes. Je vous invite à le parcourir avec curiosité, à le questionner, et à en tirer ce qui résonne le plus avec votre propre parcours de santé.

Je tiens à exprimer ma gratitude à tous ceux qui ont contribué à la réalisation de ce projet, ainsi qu'à vous, lecteurs, pour votre engagement à explorer ces voies de guérison. Que ce livre vous accompagne dans votre quête de bien-être, et qu'il vous apporte les réponses et les inspirations dont vous avez besoin pour vivre une vie pleine et épanouissante.

Avec mes sincères remerciements,

Kabwe Muzembe Mermoz

Introduction : Le Secret de la Longévité : Merveilles de la Médecine Orientale

Pourquoi j'ai écrit ce livre

L'idée d'écrire ce livre est née d'une quête personnelle et professionnelle profonde. Depuis des années, je me suis immergé dans l'étude des systèmes de santé à travers le monde, fasciné par la diversité des approches et par les résultats parfois étonnants obtenus en dehors des cadres conventionnels occidentaux. Ce voyage m'a mené en Asie, où j'ai eu l'occasion de découvrir la médecine orientale sous ses multiples facettes, allant de la médecine traditionnelle chinoise à l'Ayurveda en Inde, en passant par les pratiques curatives au Japon, en Corée et au Tibet.

Au fil de mes rencontres avec des praticiens, des patients, et des chercheurs, une réalité s'est imposée à moi : la médecine orientale, souvent dénigrée ou mal comprise en Occident, regorge de trésors de sagesse et de pratiques thérapeutiques éprouvées, capables de transformer non seulement la santé physique, mais aussi l'état mental et spirituel des individus. Ces découvertes ont bouleversé ma vision de la santé et de la médecine, me poussant à remettre en question les dogmes établis et à explorer des alternatives qui, bien que méconnues, offrent des solutions réelles et durables.

J'ai écrit ce livre pour partager cette connaissance avec un public plus large, convaincu que la médecine orientale peut apporter une contribution précieuse à notre bien-être général. Mon intention n'est pas de rejeter la médecine occidentale, qui a indéniablement ses mérites, mais plutôt de compléter et d'enrichir notre compréhension de la santé en intégrant des pratiques qui ont fait leurs preuves depuis des millénaires. Je veux offrir aux lecteurs une porte d'entrée vers un univers où la prévention, l'équilibre, et la longévité ne sont pas des concepts abstraits, mais des réalités tangibles, accessibles à tous ceux qui sont prêts à ouvrir leur esprit et à adopter une nouvelle façon de voir leur corps et leur santé.

Le contenu du livre

Dans ce livre, vous ne trouverez pas seulement une simple compilation de recettes ou de traitements. Ce serait réduire la médecine orientale à une série de techniques, alors qu'elle incarne bien plus : une philosophie de vie, une compréhension profonde de l'interaction entre le corps, l'esprit, et l'environnement. À travers ces pages, je vous emmène dans un voyage fascinant qui explore les fondements de cette médecine millénaire, tout en la confrontant aux défis modernes auxquels nous sommes confrontés aujourd'hui.

Nous explorerons ensemble comment la médecine orientale perçoit la maladie, non pas comme une entité isolée ou un simple dysfonctionnement organique, mais comme un déséquilibre global affectant l'ensemble de l'être. Cette approche holistique, qui contraste fortement avec l'approche organo-centrée de la médecine occidentale, met l'accent sur la prévention, l'harmonie, et l'entretien du corps et de l'esprit comme clés de la longévité.

Vous découvrirez également des principes essentiels comme l'équilibre des énergies yin et yang, la notion de méridiens énergétiques, et le rôle crucial des organes vitaux, en particulier le foie, dans le maintien d'une bonne santé. À travers des exemples concrets, des études de cas, et des témoignages, vous verrez comment des maladies considérées comme incurables ou nécessitant une intervention chirurgicale en Occident peuvent être traitées efficacement par des méthodes naturelles et non invasives en Orient.

Le livre ne se contente pas de théories ou de concepts abstraits. Il est également un guide pratique, offrant des conseils sur l'entretien du corps, la gestion du stress, et l'importance de la nutrition et des habitudes de vie pour prévenir des maladies chroniques comme le diabète, le cancer, ou les troubles de la prostate. Vous apprendrez comment des pratiques simples, accessibles à tous, peuvent non seulement prolonger votre vie, mais aussi améliorer votre qualité de vie de manière significative.

Pourquoi vous devez lire ce livre

Ce livre est une invitation à changer votre perception de la santé et de la maladie. Nous vivons dans un monde où la médecine moderne, bien qu'avancée, ne parvient pas toujours à répondre à tous nos besoins de bien-être. Les traitements sont souvent symptomatiques, s'attaquant aux manifestations externes des maladies sans traiter les causes sous-jacentes. Dans cette course à la guérison rapide, nous avons perdu de vue l'importance de la prévention, de l'équilibre, et de l'écoute de notre propre corps.

'Le Secret de la Longévité : Merveilles de la Médecine Orientale' ne vous promet pas des miracles. Il ne vous dira pas de rejeter la médecine moderne ni de vous lancer dans des pratiques exotiques sans discernement. Ce que ce livre vous offre, c'est une alternative, une complémentarité, une nouvelle perspective sur la manière de prendre soin de vous-même. En parcourant ces pages, vous découvrirez que la santé n'est pas une destination, mais un voyage, un art de vivre qui demande patience, respect, et engagement.

Chaque chapitre est conçu pour vous guider, pas à pas, vers une compréhension plus profonde de votre propre corps et de ses besoins. Vous y trouverez des outils pour évaluer votre état de santé, des conseils pour équilibrer vos énergies, et des stratégies pour prévenir les maladies avant qu'elles ne se manifestent. En adoptant les principes que je partage dans ce livre, vous pourrez non seulement prolonger votre vie, mais aussi l'enrichir, en lui donnant plus de sens, plus de vitalité, et plus de paix intérieure.

Ce livre est pour tous ceux qui cherchent une approche différente, pour ceux qui sont prêts à prendre leur santé en main et à explorer des méthodes qui, bien que parfois éloignées de notre culture, ont fait leurs preuves à travers les âges. Il est pour les sceptiques qui veulent voir des résultats concrets, pour les curieux qui veulent comprendre comment fonctionne le corps humain, et pour tous ceux qui, face aux défis de la vie moderne, cherchent un moyen de retrouver un équilibre, une sérénité, et une longévité qui ne se mesure pas uniquement en années, mais en qualité de vie.

En vous immergeant dans 'Le Secret de la Longévité : Merveilles de la Médecine Orientale', vous ne faites pas qu'ouvrir un livre, vous ouvrez une porte sur un monde de connaissances et de pratiques ancestrales, qui ont le pouvoir de transformer votre vie de manière profonde et durable. Alors, prêt pour ce voyage ? Laissez-vous guider, et découvrez les merveilles qui vous attendent.

Chapitre 1 : La Médecine Orientale et son Efficacité

La médecine orientale, souvent associée à des pratiques millénaires issues des cultures chinoise, indienne, japonaise, coréenne et tibétaine, constitue un vaste ensemble de connaissances et de techniques thérapeutiques. Elle repose sur une compréhension holistique de l'être humain, où la santé n'est pas seulement l'absence de maladie, mais un état d'équilibre et d'harmonie entre le corps, l'esprit, et l'environnement. Ce premier chapitre explore les fondements de la médecine orientale, son historique riche et diversifié, ainsi que ses succès avérés dans le traitement de diverses maladies. En intégrant ces pratiques à notre mode de vie moderne, nous pouvons découvrir une nouvelle approche du bien-être, préventive et curative à la fois.

Les Fondements de la Médecine Orientale

La médecine orientale repose sur plusieurs concepts clés qui diffèrent fondamentalement de ceux de la médecine occidentale. Parmi eux, l'idée que la santé est un état d'équilibre dynamique entre différentes forces opposées mais complémentaires, souvent représentées par le yin et le yang. Ces deux énergies symbolisent les aspects opposés mais interconnectés de la vie, comme le jour et la nuit, le chaud et le froid, ou encore l'activité et le repos. Le yin est associé à la réceptivité, à la douceur et à la passivité, tandis que le yang représente l'activité, la chaleur et l'expansion. Selon cette vision, la maladie survient lorsque l'équilibre entre le yin et le yang est perturbé.

Un autre concept central est celui des méridiens, qui sont considérés comme des canaux par lesquels l'énergie vitale, appelée qi (prononcé « chi »), circule à travers le corps. Le qi est l'énergie essentielle qui anime toutes les formes de vie. Il circule librement chez une personne en bonne santé, mais peut être bloqué ou déséquilibré en cas de maladie. Les pratiques comme l'acupuncture, le massage tuina, ou encore le tai-chi visent à rétablir la circulation harmonieuse du qi à travers les méridiens, en éliminant les blocages et en rééquilibrant les forces yin et yang.

Historique et Évolution

L'histoire de la médecine orientale est profondément ancrée dans les civilisations anciennes de l'Asie. En Chine, la médecine traditionnelle chinoise (MTC) remonte à plus de 2 000 ans. Les premiers écrits médicaux chinois, comme le Huangdi Neijing (Classique interne de l'Empereur Jaune), posent les bases de la MTC, décrivant les théories du yin et du yang, des cinq éléments, et des méridiens d'énergie. Ces textes sont toujours étudiés et respectés aujourd'hui, non seulement en Chine mais dans le monde entier.

L'Inde, quant à elle, est le berceau de l'Ayurveda, une autre forme de médecine orientale, qui date de plus de 5 000 ans. L'Ayurveda, qui signifie « science de la vie », met l'accent sur l'équilibre entre les doshas (vata, pitta et kapha), qui sont des énergies biologiques régissant les fonctions corporelles. L'Ayurveda utilise une combinaison de régimes alimentaires, de traitements à base de plantes, de massages, de méditation et de yoga pour restaurer l'équilibre des doshas et favoriser la guérison.

Le Japon et la Corée ont également développé leurs propres systèmes médicaux traditionnels, influencés par la Chine mais avec des particularités locales. Le Kampo au Japon, par exemple, se concentre sur l'utilisation de remèdes à base de plantes, tandis que la médecine traditionnelle coréenne (Hanbang) accorde une grande importance à l'acupuncture et à la moxibustion, une pratique qui consiste à chauffer des points spécifiques sur le corps pour stimuler le flux énergétique.

Efficacité Prouvée et Succès dans le Traitement des Maladies

L'efficacité de la médecine orientale a été prouvée à travers des millénaires de pratique clinique, mais aussi par des études scientifiques modernes qui confirment de nombreux bienfaits associés à ces approches. Contrairement à la médecine occidentale, qui se concentre souvent sur les symptômes, la médecine orientale s'efforce de traiter la cause profonde de la maladie, en rétablissant l'équilibre du corps tout entier.

Traitement des maladies chroniques

De nombreuses maladies chroniques, comme l'arthrite, les migraines, les troubles digestifs ou les maladies de peau, répondent particulièrement bien aux traitements de la médecine orientale. L'acupuncture, par exemple, a été largement étudiée et s'est révélée efficace pour soulager la douleur chronique, améliorer la circulation sanguine, et stimuler le système nerveux. Une étude publiée dans le Journal of the American Medical Association (JAMA) a montré que l'acupuncture était plus efficace que les soins habituels pour soulager les maux de dos chroniques. De même, les plantes médicinales utilisées dans la MTC et l'Ayurveda, comme le curcuma, le ginseng, et l'ashwagandha, ont des propriétés anti-inflammatoires et immunomodulatrices reconnues.

Gestion du stress et prévention des maladies liées au mode de vie

Le stress est l'un des plus grands défis de la vie moderne, et la médecine orientale offre des solutions efficaces pour le gérer. Le tai-chi et le qi gong, par exemple, sont des exercices énergétiques qui combinent mouvement, respiration et méditation pour apaiser l'esprit, réduire le stress et renforcer le corps. Des études ont montré que ces pratiques améliorent non seulement la santé mentale, mais aussi la fonction cardiaque, la souplesse et l'équilibre.

La prévention est un autre pilier de la médecine orientale. Contrairement à la médecine occidentale qui intervient souvent une fois la maladie déclarée, la médecine orientale met l’accent sur le maintien de la santé avant même que les symptômes n'apparaissent. Les régimes alimentaires personnalisés, l'utilisation quotidienne de plantes médicinales, et les pratiques de détoxification comme les bains de vapeur aux herbes ou le nettoyage ayurvédique (panchakarma) sont autant de stratégies pour prévenir l’apparition de maladies liées au mode de vie, comme le diabète, l'hypertension, ou les maladies cardiovasculaires.

Traitement des maladies graves et incurables

Certaines maladies graves, comme le cancer, le diabète avancé, ou les maladies auto-immunes, sont souvent considérées comme incurables en médecine occidentale, ou nécessitent des traitements très invasifs et lourds de conséquences. La médecine orientale, sans prétendre à des cures miracles, propose des approches complémentaires qui peuvent améliorer la qualité de vie des patients, réduire les effets secondaires des traitements conventionnels, et même inverser certaines pathologies dans leurs stades précoces ou modérés.

Par exemple, l'utilisation de champignons médicinaux comme le reishi, le maitake, ou le cordyceps, a montré des effets prometteurs dans le soutien du système immunitaire et la lutte contre le cancer. De plus, des techniques comme l'acupuncture et la moxibustion ont été utilisées pour atténuer les effets secondaires de la chimiothérapie, tels que les nausées, la fatigue, et la douleur.

Amélioration de la fertilité et des fonctions reproductives

La médecine orientale est également reconnue pour son efficacité dans le traitement de la stérilité et des troubles reproductifs. Des techniques comme l'acupuncture et la médecine à base de plantes sont couramment utilisées pour réguler les cycles menstruels, améliorer la qualité des spermatozoïdes et soutenir l'implantation de l'embryon lors des traitements de fertilité assistée. Des études ont montré que l'acupuncture, lorsqu'elle est pratiquée en conjonction avec les traitements de FIV (fécondation in vitro), augmente les chances de succès de la grossesse.

Longévité et Vitalité

Enfin, la longévité et la vitalité sont au cœur de la médecine orientale. Des pratiques comme la méditation, le yoga, et la diététique basée sur les principes de l'Ayurveda ou de la MTC sont conçues pour prolonger la vie en bonne santé. Les centenaires vivant dans les « zones bleues » d'Okinawa, au Japon, ou de certaines régions de Chine, sont des exemples vivants de l'efficacité de ces approches. Ils suivent des régimes riches en plantes, pratiquent régulièrement des exercices physiques doux, et entretiennent un esprit serein et une vie sociale active, ce qui contribue à leur longévité exceptionnelle.

Les Pratiques et Thérapies de la Médecine Orientale

Il est important de noter que la médecine orientale ne se résume pas à une seule technique ou à un seul traitement. Elle est composée d'une multitude de pratiques et de thérapies qui peuvent être combinées pour offrir une approche personnalisée et complète du soin. Voici quelques-unes des pratiques les plus courantes :

L'acupuncture : Cette technique consiste à insérer de fines aiguilles en des points spécifiques du corps pour équilibrer le flux d'énergie (qi). Elle est utilisée pour traiter une variété de troubles, allant des douleurs chroniques aux troubles digestifs, en passant par l'anxiété et l'insomnie.

La phytothérapie : Les plantes médicinales sont un pilier de la médecine orientale. Que ce soit sous forme de décoctions, de poudres, ou de tisanes, les plantes sont utilisées pour traiter un large éventail de maladies. La MTC, par exemple, utilise des combinaisons complexes de plantes pour créer des formules adaptées aux besoins spécifiques de chaque patient.

Le massage tuina : Cette forme de massage thérapeutique est utilisée pour stimuler les points d'acupuncture et les méridiens, soulageant ainsi la douleur et rétablissant l'équilibre énergétique.

La diététique : La nutrition joue un rôle essentiel dans la médecine orientale. En fonction de leur constitution et de leurs déséquilibres énergétiques, les patients se voient recommander des aliments spécifiques qui nourrissent le corps et rétablissent l'harmonie interne.

La moxibustion : Cette technique consiste à brûler de l'armoise séchée (moxa) près des points d'acupuncture pour réchauffer le corps et stimuler la circulation du qi.

La méditation et les exercices de respiration : Des pratiques comme la méditation, le qi gong, et le yoga sont utilisées pour apaiser l'esprit, réduire le stress et améliorer la circulation de l'énergie vitale.

En combinant ces différentes approches, la médecine orientale offre un système de soins complet qui prend en compte l'individu dans sa globalité. Cette vision intégrative permet de traiter non seulement les symptômes, mais aussi les causes profondes des maladies, en visant à restaurer l'équilibre naturel du corps et à promouvoir une santé durable.

Chapitre 2 : Différences de Principe, Approche et Théorie sur le Concept de Maladie par Rapport à la Médecine Occidentale

La médecine orientale et la médecine occidentale représentent deux visions du monde fondamentalement différentes lorsqu'il s'agit de comprendre et de traiter la maladie. Ces différences s'étendent non seulement aux pratiques thérapeutiques, mais aussi aux principes sous-jacents, aux approches diagnostiques, et aux théories du corps humain et de la santé. Ce chapitre se propose d'explorer ces divergences en profondeur, en mettant en lumière l'approche holistique de la médecine orientale par rapport à l'approche organo-centrée de la médecine occidentale.

Vision de la Santé et de la Maladie

La première différence majeure entre les deux systèmes réside dans leur conception de ce que signifie être en bonne santé ou malade. En médecine occidentale, la santé est souvent définie par l'absence de symptômes ou de maladies diagnostiquées. Les médecins occidentaux se concentrent principalement sur l'identification et l'élimination des symptômes spécifiques ou des agents pathogènes responsables de la maladie. Cette approche repose sur une vision du corps humain comme un ensemble de systèmes organiques distincts, chacun pouvant être traité de manière isolée.

En revanche, la médecine orientale voit la santé comme un état d'équilibre harmonieux entre toutes les forces internes et externes. Le corps, l'esprit et l'environnement sont considérés comme des éléments indissociables qui interagissent continuellement les uns avec les autres. La maladie est perçue non pas comme un événement isolé, mais comme le résultat d'un déséquilibre plus profond qui affecte l'ensemble de l'organisme. Par conséquent, le traitement ne se limite pas à supprimer les symptômes, mais vise à restaurer l'harmonie globale du corps.

Approche Holistique vs Approche Organo-centrée

L'une des différences les plus frappantes entre la médecine orientale et occidentale est leur approche respective de la maladie. La médecine occidentale est profondément enracinée dans une compréhension organo-centrée de la maladie. Cela signifie que les maladies sont souvent attribuées à des dysfonctionnements spécifiques au sein des organes ou des systèmes du corps. Par exemple, une maladie cardiaque est traitée comme un problème exclusivement lié au cœur, sans nécessairement considérer l'impact global sur le reste du corps ou sur l'esprit.

Cette approche organo-centrée a conduit au développement de spécialités médicales distinctes, chacune concentrée sur un système ou un organe particulier. Cela permet une expertise approfondie dans chaque domaine, mais peut aussi conduire à une fragmentation du soin, où les médecins se concentrent sur leurs domaines d'expertise sans toujours prendre en compte l'image globale de la santé du patient.

La médecine orientale, en revanche, adopte une approche holistique. Plutôt que de diviser le corps en parties distinctes, elle le considère comme un tout intégré. La maladie est vue comme une perturbation de l'équilibre général des forces vitales, et non simplement comme un problème localisé. Par exemple, une personne souffrant de maux de tête en médecine orientale pourrait recevoir un traitement pour l'ensemble du corps, visant à équilibrer les énergies internes plutôt qu'à se concentrer uniquement sur le symptôme du mal de tête.

Cette approche holistique est illustrée par des pratiques comme l'acupuncture, où des aiguilles sont placées sur des points spécifiques du corps, souvent éloignés de la zone affectée, pour rétablir l'équilibre énergétique. De même, la phytothérapie orientale ne prescrit pas des médicaments pour des symptômes isolés, mais utilise des combinaisons de plantes qui travaillent ensemble pour rétablir l'harmonie globale du corps.

Théorie des Énergies et des Méridiens vs Théorie Biomédicale

La médecine occidentale est fondée sur la théorie biomédicale, qui repose sur l'idée que toutes les maladies ont une cause biologique identifiable, comme une infection, un dysfonctionnement organique ou une anomalie génétique. Le diagnostic se base sur des tests de laboratoire, des analyses d'imagerie, et d'autres techniques pour identifier ces causes. Les traitements sont souvent pharmacologiques, visant à éliminer ou à neutraliser l'agent pathogène ou à corriger le dysfonctionnement biologique.

En revanche, la médecine orientale repose sur des concepts tels que le qi (énergie vitale), les méridiens (canaux par lesquels circule le qi), et l'équilibre entre le yin et le yang. Ces concepts ne correspondent pas directement aux structures anatomiques ou aux processus physiologiques tels que les comprend la médecine occidentale. Cependant, ils fournissent un cadre cohérent et efficace pour comprendre la maladie et promouvoir la guérison.

Selon la théorie des méridiens, le qi circule à travers des voies spécifiques dans le corps, et la maladie survient lorsque ce flux est bloqué ou déséquilibré. L'acupuncture, par exemple, vise à débloquer ces voies énergétiques pour rétablir une circulation harmonieuse du qi. Cette théorie est difficile à concilier avec la biologie moderne, qui ne reconnaît pas l'existence des méridiens en tant que structures physiques. Néanmoins, l'efficacité de l'acupuncture et d'autres pratiques basées sur ces théories a été largement documentée, y compris dans des études cliniques menées selon des standards occidentaux.

Prévention vs Traitement Réactif

Une autre différence clé entre les deux systèmes est leur approche de la prévention. En médecine occidentale, la prévention est souvent secondaire par rapport au traitement des maladies une fois qu'elles se sont déclarées. Bien que des efforts soient faits pour promouvoir la prévention, comme les campagnes de vaccination ou les recommandations en matière de mode de vie sain, le système médical est principalement conçu pour intervenir après l'apparition de la maladie.

La médecine orientale, en revanche, accorde une importance primordiale à la prévention. Elle cherche à maintenir l'équilibre et la santé avant que la maladie ne se développe. Cette approche préventive est intégrée dans les pratiques quotidiennes, comme l'alimentation, l'exercice, la méditation, et l'utilisation régulière de remèdes à base de plantes. Les consultations régulières avec un praticien de la médecine orientale ne se limitent pas à traiter les maladies existantes, mais à évaluer l'état énergétique général de l'individu et à recommander des ajustements pour prévenir les déséquilibres futurs.

Par exemple, un praticien de la médecine orientale pourrait recommander un régime alimentaire spécifique en fonction des saisons, afin de maintenir l'équilibre interne face aux changements externes. De même, des exercices comme le tai-chi ou le qi gong sont pratiqués non seulement pour améliorer la force physique, mais aussi pour cultiver un état de calme mental et d'équilibre énergétique, réduisant ainsi le risque de maladies liées au stress ou à l'âge.

Le Rôle de l'Esprit dans la Santé

La médecine occidentale reconnaît de plus en plus l'importance du lien entre l'esprit et le corps, mais elle reste majoritairement centrée sur une vision biologique de la maladie. Les troubles mentaux sont souvent traités séparément des maladies physiques, et la psychothérapie et la pharmacothérapie sont les principaux outils pour gérer les troubles mentaux.

En revanche, la médecine orientale a depuis longtemps reconnu l'interconnexion entre l'esprit et le corps. Le stress, les émotions négatives, et les troubles mentaux sont considérés comme des causes potentielles de maladies physiques. Par exemple, en médecine traditionnelle chinoise, des émotions comme la colère sont associées au foie, tandis que la tristesse est liée aux poumons. Un déséquilibre émotionnel peut conduire à des troubles physiques dans les organes correspondants, et vice versa.

Pour cette raison, les traitements en médecine orientale incluent souvent des techniques pour équilibrer l'esprit et les émotions, en plus des traitements physiques. La méditation, le yoga, la respiration consciente, et d'autres pratiques similaires sont couramment recommandés pour restaurer l'harmonie intérieure et prévenir les maladies. Cette approche intégrative considère que la guérison complète ne peut être obtenue qu'en traitant à la fois le corps et l'esprit, reconnaissant ainsi leur influence réciproque.

Médecine Personnalisée vs Médecine Standardisée

La médecine occidentale tend vers une standardisation des traitements, avec des protocoles cliniques rigides basés sur des essais contrôlés randomisés et des lignes directrices basées sur des preuves. Cette approche vise à offrir le même niveau de soin à tous les patients présentant des symptômes similaires, en minimisant les variations dues aux différences individuelles.

La médecine orientale, en revanche, met l'accent sur la personnalisation des soins. Chaque individu est considéré comme unique, avec des besoins spécifiques en fonction de son constitution, de son environnement, de son mode de vie et de son état énergétique actuel. Par conséquent, deux patients présentant des symptômes similaires peuvent recevoir des traitements très différents en médecine orientale. Par exemple, en Ayurveda, le traitement est adapté aux doshas spécifiques de l'individu, et en médecine traditionnelle chinoise, le traitement est ajusté en fonction de l'état des méridiens et des organes.

Cette personnalisation des soins permet de prendre en compte les variations individuelles, non seulement sur le plan physique, mais aussi sur le plan mental et émotionnel. En conséquence, les traitements en médecine orientale peuvent être plus souples et mieux adaptés aux besoins spécifiques de chaque patient, offrant une approche plus individualisée du soin.

Diagnostic: Analyse Objectif vs Intuition et Observation Holistique

En médecine occidentale, le diagnostic repose sur des outils objectifs et mesurables : analyses de sang, radiographies, IRM, biopsies, etc. Ces outils permettent de détecter des anomalies structurelles ou biologiques avec une grande précision, fournissant une base claire pour le traitement. Cette approche objective a l'avantage de pouvoir quantifier et surveiller la progression de la maladie avec une grande précision.

En médecine orientale, le diagnostic est souvent plus subjectif, basé sur l'observation holistique du patient. Le praticien évalue non seulement les symptômes physiques, mais aussi l'apparence générale du patient, sa langue, son pouls, sa respiration, et même son odeur corporelle. Ces observations permettent de détecter des déséquilibres énergétiques subtils qui ne sont pas nécessairement visibles à travers les outils de diagnostic occidentaux.

Par exemple, la prise du pouls en médecine traditionnelle chinoise ne se limite pas à mesurer la fréquence cardiaque, mais évalue la qualité du pouls (fort, faible, rapide, lent, tendu, etc.), qui est interprétée en fonction des méridiens et des organes correspondants. Cette méthode permet au praticien de détecter des déséquilibres avant même que les symptômes physiques ne se manifestent, offrant ainsi une approche préventive plus proactive.

Chapitre 3 : Le Malade le Plus Dangereux et Bizarre est Celui qui s'Ignore

La médecine orientale accorde une importance primordiale à la conscience de soi et à la prévention. Dans ce contexte, le proverbe "le malade le plus dangereux et bizarre est celui qui s'ignore" prend tout son sens. Ce chapitre explore cette idée en profondeur, en soulignant l'importance de la vigilance personnelle et de la prévention proactive. Il démontre comment l'ignorance ou le déni des signes précurseurs d'une maladie peut être plus dangereux que la maladie elle-même, et comment la médecine orientale propose des outils pour cultiver une conscience de soi qui permet de détecter et de corriger les déséquilibres avant qu'ils ne se transforment en pathologies graves.

L'Importance de la Conscience de Soi en Médecine Orientale

La conscience de soi est le fondement même de la médecine orientale. Elle repose sur l'idée que le corps est un système intégré où chaque partie est en interaction constante avec les autres, ainsi qu'avec l'environnement extérieur. Être conscient de soi signifie être attentif aux signaux subtils que le corps envoie, qu'il s'agisse de légères variations dans l'énergie, des changements d'humeur, ou de symptômes physiques mineurs.

En médecine orientale, l'écoute attentive de son corps est une pratique quotidienne. Il ne s'agit pas seulement de réagir aux symptômes évidents comme la douleur ou la fièvre, mais de reconnaître les signes précurseurs, tels que la fatigue inexpliquée, les troubles du sommeil, les changements d'appétit, ou même les modifications subtiles de la peau ou des ongles. Ces signes peuvent indiquer que l'équilibre du corps est perturbé, même si la maladie n'a pas encore pris une forme manifeste.

Dans cette optique, la conscience de soi devient une première ligne de défense contre la maladie. En étant attentif à son corps et en reconnaissant rapidement les signes de déséquilibre, il est possible d'intervenir précocement, souvent par des moyens simples, pour restaurer l'harmonie avant que la maladie ne s'installe. Cela contraste fortement avec la médecine occidentale, où les patients attendent souvent que les symptômes deviennent trop importants pour être ignorés avant de chercher un traitement.

Ignorer les Signes Précurseurs : Un Risque Majeur

L'ignorance des signes précurseurs est un risque majeur en matière de santé. Beaucoup de gens négligent les petits déséquilibres ou attribuent les symptômes mineurs à des causes banales comme le stress ou la fatigue. Cette attitude peut conduire à une accumulation de déséquilibres qui finissent par provoquer des maladies graves. Par exemple, un simple mal de dos récurrent peut être ignoré pendant des années, jusqu'à ce qu'il se transforme en une hernie discale nécessitant une intervention chirurgicale.

En médecine orientale, les symptômes mineurs ne sont jamais pris à la légère. Chaque signe est vu comme une indication que quelque chose ne va pas dans le corps. Par exemple, des maux de tête fréquents peuvent être un signe de déséquilibre énergétique au niveau du foie ou des reins. Plutôt que de se contenter de prendre un analgésique pour masquer le symptôme, la médecine orientale chercherait à comprendre la cause sous-jacente et à la traiter directement, peut-être par des modifications de l'alimentation, des pratiques de relaxation, ou des traitements à base de plantes.

L'ignorance des signes précoces est non seulement dangereuse, mais elle est aussi bizarre dans le sens où elle va à l'encontre de l'instinct naturel de préservation de la santé. Ignorer les signaux d'alarme du corps est un peu comme ignorer les voyants du tableau de bord d'une voiture qui clignotent. Cela peut fonctionner pendant un certain temps, mais à terme, les conséquences peuvent être désastreuses.

La Prévention en Médecine Orientale

La médecine orientale est fondamentalement préventive. Elle enseigne que le meilleur traitement pour une maladie est d'empêcher qu'elle ne survienne. Cette approche préventive repose sur une compréhension approfondie des cycles naturels du corps et de l'environnement, ainsi que sur la capacité à reconnaître les premiers signes de déséquilibre.

L'un des concepts clés en matière de prévention dans la médecine orientale est l'entretien régulier de l'énergie vitale, ou qi. Lorsque le qi circule librement et harmonieusement dans le corps, la santé est maintenue. Cependant, si cette énergie est bloquée ou déséquilibrée, la maladie peut s'installer. C'est pourquoi les pratiques comme le tai-chi, le qi gong, et l'acupuncture sont régulièrement recommandées pour maintenir l'équilibre énergétique du corps.

En outre, la médecine orientale met l'accent sur l'importance d'une alimentation équilibrée et adaptée à la constitution individuelle de chaque personne. Plutôt que de suivre un régime alimentaire standardisé, la médecine orientale recommande des aliments spécifiques en fonction des besoins énergétiques du corps, des saisons, et des déséquilibres potentiels. Par exemple, en hiver, il est conseillé de consommer des aliments plus chauds et nourrissants pour soutenir l'énergie yang, tandis qu'en été, des aliments plus légers et rafraîchissants sont privilégiés pour équilibrer l'énergie yin.

La prévention en médecine orientale inclut également la gestion du stress et des émotions. Le stress chronique est reconnu comme un facteur majeur de déséquilibre énergétique, qui peut conduire à une multitude de maladies, y compris les troubles cardiaques, digestifs, et mentaux. Des pratiques comme la méditation, la respiration profonde, et le yoga sont encouragées pour maintenir un état de calme intérieur, essentiel à la santé globale.

L'Auto-observation : Un Outil de Diagnostic Préventif

L'auto-observation est un outil central dans la médecine orientale. Elle permet à chacun de devenir son propre observateur et gardien de sa santé. Cette pratique implique d'être attentif à des aspects spécifiques du corps et de l'esprit, et de noter tout changement, même mineur.

L'une des méthodes d'auto-observation les plus couramment utilisées est l'examen de la langue. En médecine traditionnelle chinoise, la langue est considérée comme une carte reflétant l'état des organes internes. Des changements dans la couleur, la texture, ou la présence de fissures sur la langue peuvent indiquer des déséquilibres spécifiques. Par exemple, une langue rouge avec un enduit jaune peut suggérer un excès de chaleur dans le corps, tandis qu'une langue pâle et enflée peut indiquer une déficience en énergie vitale.

De même, l'observation du pouls est une autre méthode d'auto-diagnostic. En médecine orientale, le pouls est évalué non seulement en termes de rythme, mais aussi en termes de qualité : est-il fort, faible, rapide, lent, profond ou superficiel ? Chaque type de pouls correspond à des conditions spécifiques du corps et peut fournir des indices précieux sur l'état général de la santé.

L'auto-observation s'étend également à la prise en compte des émotions. En médecine orientale, les émotions sont directement liées aux organes internes et peuvent influencer leur fonctionnement. Par exemple, la colère est associée au foie, la tristesse aux poumons, et la peur aux reins. Être conscient de ses émotions et de leurs fluctuations permet de prévenir les déséquilibres qui pourraient éventuellement se manifester sous forme de maladies physiques.

L’Ignorance du Malade : Une Menace Silencieuse

Un malade qui ignore son état de santé ou qui néglige les premiers signes de déséquilibre est une menace silencieuse pour lui-même. Cette ignorance peut être le résultat de divers facteurs, comme un manque d'éducation sur la santé, la peur de découvrir une maladie grave, ou simplement la procrastination. Malheureusement, cette ignorance peut transformer des déséquilibres mineurs en problèmes de santé majeurs qui auraient pu être évités.

En médecine orientale, l'accent est mis sur l'éducation des patients pour qu'ils comprennent les signaux de leur corps et apprennent à y répondre de manière appropriée. Les praticiens jouent un rôle crucial dans cette éducation, en enseignant à leurs patients comment reconnaître les premiers signes de déséquilibre et en leur fournissant les outils nécessaires pour maintenir leur santé.

Un aspect souvent négligé est l'impact psychologique de l'ignorance. Ne pas être conscient de son état de santé peut entraîner un faux sentiment de sécurité, qui empêche de prendre les mesures préventives nécessaires. De plus, lorsque la maladie finit par se manifester de manière plus évidente, le choc et l'anxiété qui en résultent peuvent aggraver la condition, créant un cercle vicieux où la peur et la maladie se renforcent mutuellement.

Adopter une Attitude Proactive

Pour éviter de devenir "le malade le plus dangereux et bizarre", il est essentiel d'adopter une attitude proactive envers sa propre santé. Cela commence par l'éducation : comprendre les principes de base de la médecine orientale et apprendre à écouter son corps sont des étapes cruciales. Cela signifie également prendre au sérieux les signes précurseurs, aussi mineurs soient-ils, et consulter un praticien de la médecine orientale pour une évaluation complète si nécessaire.

Une attitude proactive implique aussi d'intégrer des pratiques préventives dans son quotidien. Cela peut inclure des exercices réguliers comme le tai-chi ou le yoga, une alimentation équilibrée et adaptée à sa constitution, des techniques de gestion du stress comme la méditation, et l'utilisation régulière de plantes médicinales pour soutenir la santé générale. En prenant ces mesures, on peut non seulement prévenir les maladies, mais aussi cultiver une vitalité et un bien-être qui durent toute la vie.

La médecine orientale enseigne que la clé de la santé réside dans la responsabilité individuelle. Chaque personne est son propre gardien de santé, capable de prévenir et de traiter les déséquilibres avant qu'ils ne deviennent des maladies graves. En développant une conscience de soi et en adoptant une approche proactive, chacun peut éviter de devenir "le malade le plus dangereux et bizarre" et vivre une vie longue et saine.

Chapitre 4 : Le Secret de la Longévité est dans les Énergies Yin et Yang du Foie

La longévité et la santé sont des concepts étroitement liés dans la médecine orientale, où l'équilibre des énergies yin et yang joue un rôle central. Parmi les organes vitaux du corps, le foie occupe une place de choix, étant perçu comme le régulateur de l'énergie vitale et un élément clé dans le maintien de la longévité. Ce chapitre explore le concept des énergies yin et yang, en mettant l'accent sur leur rôle dans la santé du foie, et explique pourquoi les approches occidentales ne parviennent pas toujours à traiter efficacement les pathologies hépatiques.

Comprendre les Énergies Yin et Yang

Le concept du yin et du yang est l'un des piliers de la philosophie orientale et de la médecine traditionnelle chinoise (MTC). Le yin et le yang représentent des forces opposées mais complémentaires qui existent dans tout ce qui nous entoure. Le yin est associé à l'obscurité, au froid, à la réceptivité, à la féminité et à la passivité, tandis que le yang symbolise la lumière, la chaleur, l'activité, la masculinité et l'expansion. Ensemble, ces deux énergies forment un équilibre dynamique nécessaire à l'harmonie de l'univers et du corps humain.

Dans le corps, chaque organe, chaque tissu, chaque fonction peut être décrit en termes de yin et de yang. Le foie, en particulier, joue un rôle crucial dans l'équilibre de ces énergies. En médecine orientale, le foie est considéré comme le "général" du corps, responsable de la planification et de la régulation des fonctions corporelles, notamment la circulation du qi (énergie vitale) et du sang. L'équilibre du yin et du yang dans le foie est donc essentiel non seulement pour la santé du foie lui-même, mais aussi pour l'équilibre global de l'organisme.

Le Rôle du Foie dans la Médecine Orientale

Le foie est souvent décrit comme l'organe central du maintien de la santé et de la longévité en médecine orientale. Il est responsable de la régulation du qi et du sang, ainsi que de la gestion des émotions, en particulier la colère et la frustration, qui, lorsqu'elles sont mal gérées, peuvent perturber l'équilibre du foie et, par extension, celui de tout l'organisme.

Un foie en bonne santé assure que l'énergie circule librement dans le corps, ce qui est essentiel pour prévenir les maladies et maintenir la vitalité. Cependant, lorsque le foie est déséquilibré, en particulier en ce qui concerne les énergies yin et yang, cela peut entraîner une série de problèmes de santé. Par exemple, un excès de yang dans le foie peut se manifester par des symptômes tels que l'irritabilité, l'hypertension artérielle, les maux de tête et les inflammations. À l'inverse, un excès de yin, ou une insuffisance de yang, peut provoquer des symptômes de stagnation, comme la fatigue, la dépression, les troubles digestifs, et une sensation de froid dans le corps.

Le Foie, la Longévité et l'Équilibre Énergétique

Le secret de la longévité réside dans la capacité à maintenir cet équilibre délicat entre le yin et le yang, en particulier dans des organes aussi cruciaux que le foie. En médecine orientale, on croit que l'accumulation d'un déséquilibre énergétique sur de longues périodes peut réduire l'espérance de vie. Par exemple, un déséquilibre prolongé du yin et du yang du foie peut affaiblir le système immunitaire, augmenter le risque de maladies chroniques comme le diabète, les maladies cardiovasculaires, et même certains types de cancer.

Maintenir l'équilibre du foie signifie également être conscient des influences extérieures et intérieures qui peuvent perturber cet équilibre. Le stress émotionnel est l'un des plus grands perturbateurs du foie. La médecine orientale enseigne que des émotions non résolues, telles que la colère ou le ressentiment, peuvent provoquer une stagnation de l'énergie du foie, menant à des déséquilibres du yin et du yang. De plus, une alimentation inadéquate, un mode de vie sédentaire, ou une exposition à des toxines environnementales peuvent également affecter la santé du foie et, par conséquent, l'équilibre général des énergies.

Pourquoi les Solutions Occidentales Ne Sont Pas Toujours Efficaces

La médecine occidentale et orientale abordent les pathologies hépatiques de manière très différente. En Occident, le traitement des maladies du foie, telles que l'hépatite, la cirrhose ou les maladies du foie gras, se concentre principalement sur les aspects organiques et biochimiques. Les traitements incluent souvent l'utilisation de médicaments pour contrôler les symptômes ou les infections, et dans les cas graves, la transplantation du foie est envisagée.

Cependant, ces approches ont leurs limites. En se concentrant uniquement sur l'aspect organique de la maladie, la médecine occidentale néglige souvent les aspects énergétiques et émotionnels qui, selon la médecine orientale, jouent un rôle crucial dans le développement et la progression des maladies du foie. Par exemple, un traitement médicamenteux peut soulager temporairement les symptômes d'une maladie hépatique, mais sans traiter les causes sous-jacentes, telles qu'un déséquilibre énergétique ou un stress émotionnel chronique, la maladie peut réapparaître ou s'aggraver.

De plus, les traitements occidentaux ont tendance à se concentrer sur l'élimination des symptômes plutôt que sur la restauration de l'équilibre général du corps. Cela peut conduire à des effets secondaires, qui, à leur tour, créent de nouveaux déséquilibres. En revanche, la médecine orientale vise à traiter la racine du problème en rétablissant l'équilibre des énergies yin et yang, non seulement dans le foie, mais dans tout le corps, offrant ainsi une approche plus holistique et préventive.

Approches Préventives et Thérapeutiques en Médecine Orientale

Pour maintenir un foie en bonne santé et assurer une longue vie, la médecine orientale propose une variété de stratégies préventives et thérapeutiques. Voici quelques-unes des approches les plus courantes :

Alimentation et Diététique :

L'alimentation joue un rôle crucial dans l'équilibre des énergies du foie. En médecine orientale, certains aliments sont classés comme étant plus yin ou plus yang, et leur consommation doit être adaptée aux besoins énergétiques individuels. Par exemple, les aliments amers comme les légumes à feuilles vertes, les radis et le pamplemousse sont considérés comme bénéfiques pour le foie, car ils aident à disperser la chaleur excessive et à soutenir le yin. D'autre part, les aliments épicés ou gras peuvent augmenter le yang et doivent être consommés avec modération, surtout si le foie est déjà en état de déséquilibre.

Phytothérapie :

Les plantes médicinales occupent une place centrale dans le traitement des troubles hépatiques en médecine orientale. Des herbes comme le chardon-Marie, le pissenlit, le curcuma, et la réglisse sont couramment utilisées pour soutenir la fonction hépatique, réduire l'inflammation, et restaurer l'équilibre des énergies. Par exemple, le chardon-Marie est réputé pour ses propriétés protectrices contre les toxines et son efficacité à régénérer les cellules du foie.

Acupuncture et Moxibustion :

L'acupuncture est souvent utilisée pour équilibrer les énergies yin et yang du foie en stimulant des points spécifiques le long des méridiens du foie. La moxibustion, qui consiste à chauffer ces points avec de l'armoise séchée, est également efficace pour réchauffer le yang du foie ou disperser l'excès de yin. Ces techniques aident à rétablir une circulation harmonieuse du qi et à prévenir la stagnation qui peut conduire à des maladies.

Gestion du Stress et des Émotions :

Comme mentionné précédemment, le foie est étroitement lié aux émotions, en particulier la colère. En médecine orientale, il est crucial de gérer les émotions de manière saine pour éviter de perturber l'équilibre du foie. Des pratiques comme la méditation, le tai-chi, et le qi gong sont recommandées pour apaiser l'esprit, réduire le stress, et maintenir l'équilibre énergétique. L'expression créative, comme l'écriture, le dessin ou la musique, est également encouragée pour libérer les émotions refoulées et éviter qu'elles ne s'accumulent dans le foie.

Modes de Vie :

Le maintien de l'équilibre du foie et, par conséquent, de la longévité, nécessite également un mode de vie équilibré. Cela inclut une activité physique régulière, un sommeil adéquat, et l'évitement des excès, qu'il s'agisse de nourriture, d'alcool, ou d'activités stressantes. Le respect des rythmes naturels, comme se lever et se coucher à des heures régulières, est également important en médecine orientale, car cela synchronise le corps avec les cycles naturels du yin et du yang.

Écouter son Corps et son Foie

La médecine orientale enseigne l'importance de l'écoute attentive de son corps et de ses signaux. Le foie, étant un organe central dans la régulation des énergies, envoie souvent des signaux précoces lorsqu'il est déséquilibré. Ces signaux peuvent inclure des troubles digestifs, des maux de tête, une fatigue inexpliquée, ou des fluctuations émotionnelles. Apprendre à reconnaître et à répondre à ces signaux permet non seulement de prévenir les maladies, mais aussi de maintenir un état de vitalité qui favorise la longévité.

Chapitre 5 : Le Cancer n'est pas Incurable si vous Entretenez votre Corps comme un Véhicule

L'idée que le cancer est une maladie incurable est profondément ancrée dans la conscience collective, surtout dans les cultures occidentales. Cependant, la médecine orientale aborde cette pathologie avec une perspective différente. Plutôt que de considérer le cancer comme une condamnation à mort, elle le perçoit comme le résultat d'un déséquilibre profond dans le corps, un déséquilibre qui, dans de nombreux cas, peut être corrigé par une approche préventive et un entretien régulier du corps, tout comme on entretiendrait un véhicule pour éviter les pannes. Ce chapitre explore l'importance de l'entretien corporel régulier pour prévenir et combattre le cancer, en s'inspirant des pratiques et des philosophies de la médecine orientale.

Le Corps comme un Véhicule : Une Métaphore Puissante

Dans la médecine orientale, il est courant de comparer le corps humain à un véhicule, une analogie qui souligne l'importance de l'entretien régulier pour assurer un fonctionnement optimal. De la même manière qu'un véhicule nécessite des vidanges d'huile, des inspections régulières et des réparations pour éviter les pannes, le corps humain a besoin de soins constants pour prévenir les maladies graves comme le cancer.

Un véhicule mal entretenu, qui roule sur des pneus usés ou avec un moteur encrassé, finira par tomber en panne. De même, un corps qui n'est pas correctement entretenu, qui accumule des toxines, ou qui subit un stress constant, est plus susceptible de développer des déséquilibres internes qui peuvent évoluer en maladies chroniques, y compris le cancer. Cette métaphore permet de comprendre que la prévention est non seulement possible, mais essentielle pour éviter les dysfonctionnements graves du corps.

Les Principes de Prévention en Médecine Orientale

La prévention est au cœur de la médecine orientale, qui considère que la maladie se développe souvent en silence, bien avant l'apparition des premiers symptômes visibles. L'un des principaux concepts de cette approche est l'entretien régulier du qi (énergie vitale) et du sang, ainsi que le maintien de l'équilibre entre les énergies yin et yang. Lorsque ces éléments sont en harmonie, le corps est capable de se défendre contre les agressions externes et internes, y compris les cellules cancéreuses.

Alimentation Équilibrée et Détoxification Régulière :

L'alimentation joue un rôle crucial dans la prévention du cancer. La médecine orientale recommande une alimentation riche en aliments frais, naturels et équilibrés en yin et yang. Les aliments riches en antioxydants, tels que les légumes verts, les baies, et les herbes comme le thé vert et le curcuma, sont particulièrement recommandés pour leurs propriétés anticancéreuses. En outre, la médecine orientale encourage la pratique régulière de la détoxification pour éliminer les toxines accumulées dans le corps, qui peuvent favoriser le développement de cellules cancéreuses.

Les pratiques de détoxification, comme le jeûne intermittent, les cures à base de plantes, et les bains de vapeur, sont couramment utilisées pour purifier le corps. Le jeûne, en particulier, est reconnu pour stimuler l’autophagie, un processus par lequel les cellules endommagées sont décomposées et éliminées, réduisant ainsi le risque de mutations qui pourraient conduire au cancer.

Exercice Physique Régulier :

L'exercice physique est un autre pilier de la prévention du cancer en médecine orientale. Des pratiques comme le tai-chi, le qi gong, et le yoga ne se contentent pas de renforcer le corps physiquement, mais stimulent également la circulation du qi et du sang, aidant à maintenir un équilibre énergétique optimal. Ces exercices doux mais efficaces améliorent également la fonction immunitaire, qui joue un rôle clé dans la surveillance et l'élimination des cellules cancéreuses avant qu'elles ne se multiplient.

De plus, l'exercice aide à gérer le stress, un facteur reconnu dans le développement du cancer. En réduisant les niveaux de cortisol, une hormone du stress, et en augmentant les endorphines, l'exercice contribue à créer un environnement interne moins propice à la croissance des cellules cancéreuses.

Gestion du Stress et des Émotions :

En médecine orientale, le lien entre les émotions et la santé physique est bien établi. Le stress chronique, les émotions réprimées, et les traumatismes non résolus sont considérés comme des facteurs qui affaiblissent le système immunitaire et créent un terrain propice au développement du cancer. Le foie, en particulier, est l'organe le plus affecté par les émotions comme la colère et le ressentiment. Un foie déséquilibré peut entraîner une stagnation du qi, qui est souvent associée à des maladies graves.

La gestion du stress et des émotions est donc essentielle dans la prévention du cancer. La médecine orientale recommande des pratiques régulières de relaxation et de méditation pour calmer l'esprit et équilibrer les émotions. La méditation de pleine conscience, par exemple, aide à réduire l'anxiété et à améliorer la résilience mentale, ce qui contribue à un état d'esprit plus serein et à une meilleure santé globale.

Phytothérapie et Utilisation des Herbes Médicinales :

Les plantes médicinales jouent un rôle central dans la prévention du cancer en médecine orientale. Des herbes comme le reishi, le cordyceps, le ginseng et le chardon-Marie sont utilisées pour renforcer le système immunitaire, soutenir la fonction hépatique, et éliminer les radicaux libres qui peuvent endommager les cellules.

Le reishi, en particulier, est vénéré pour ses propriétés immunomodulatrices et anticancéreuses. Il est souvent prescrit aux personnes à risque de cancer ou en tant que complément aux traitements conventionnels pour renforcer la résistance du corps. De même, le curcuma, riche en curcumine, est largement utilisé pour ses effets anti-inflammatoires et anticancéreux. Ces plantes ne sont pas seulement des remèdes, mais font partie intégrante d'un mode de vie préventif.

Équilibre Hormonal et Désintoxication des Organes :

La médecine orientale met également l'accent sur l'importance de maintenir un équilibre hormonal et de désintoxiquer régulièrement les organes. Le déséquilibre hormonal, souvent causé par des facteurs tels que le stress, une mauvaise alimentation ou l'exposition à des toxines environnementales, peut augmenter le risque de cancer, en particulier les cancers hormonaux comme ceux du sein, de la prostate et des ovaires.

Pour maintenir un équilibre hormonal, la médecine orientale recommande des aliments et des herbes spécifiques, ainsi que des pratiques comme l'acupuncture, qui peut aider à réguler les cycles hormonaux. De plus, des techniques de désintoxication spécifiques pour le foie et les reins, tels que les lavements et les tisanes détoxifiantes, sont souvent utilisées pour éliminer les toxines qui pourraient perturber le système endocrinien et favoriser le développement de tumeurs.

Comprendre le Cancer en Médecine Orientale

En médecine occidentale, le cancer est souvent traité de manière très localisée, avec des interventions chirurgicales, la radiothérapie et la chimiothérapie pour éliminer les tumeurs. Bien que ces traitements soient efficaces pour détruire les cellules cancéreuses, ils ne traitent pas nécessairement la cause sous-jacente de la maladie, qui, selon la médecine orientale, réside dans un déséquilibre systémique du corps.

La médecine orientale perçoit le cancer non pas comme une anomalie isolée, mais comme une manifestation de déséquilibres profonds dans le corps. Ces déséquilibres peuvent être liés à des facteurs énergétiques, émotionnels, ou environnementaux. Par exemple, une stagnation prolongée du qi et du sang, combinée à un affaiblissement du système immunitaire et à une accumulation de toxines, peut créer un terrain propice à la formation de tumeurs.

En conséquence, la médecine orientale adopte une approche globale pour traiter le cancer, cherchant à rétablir l'équilibre dans tout le corps plutôt que de se concentrer uniquement sur l'élimination des tumeurs. Cette approche comprend la phytothérapie, l'acupuncture, l'alimentation, et la gestion du stress, ainsi que des techniques de désintoxication pour soutenir les organes vitaux et renforcer le système immunitaire.

L’Entretien Régulier : Un Bouclier Contre le Cancer

Entretenir son corps régulièrement, comme on le ferait pour un véhicule, est essentiel pour prévenir le cancer et d'autres maladies graves. En adoptant une approche proactive, vous pouvez non seulement prévenir la formation de tumeurs, mais aussi renforcer votre corps pour qu'il puisse mieux combattre les cellules cancéreuses si elles apparaissent.

Cet entretien régulier comprend une alimentation équilibrée, l'exercice, la gestion des émotions, l'utilisation de plantes médicinales, et des techniques de désintoxication. En prenant soin de votre corps de manière holistique, vous créez un environnement interne hostile au cancer, où les cellules malsaines sont moins susceptibles de se développer et de se propager.

La médecine orientale offre une richesse de stratégies préventives qui, lorsqu'elles sont intégrées à un mode de vie quotidien, peuvent grandement réduire le risque de cancer. En entretenant votre corps comme un véhicule précieux, vous investissez non seulement dans votre santé actuelle, mais aussi dans votre longévité et votre bien-être futur.

Adopter cette approche vous permet de prendre le contrôle de votre santé, de prévenir les maladies avant qu'elles ne surviennent, et de créer un équilibre durable qui soutient une vie longue et saine. Le cancer, bien que redouté, n'est pas une fatalité. Avec une prévention proactive et un entretien régulier de votre corps, inspiré par les principes de la médecine orientale, il est possible de réduire considérablement les risques et de vivre en harmonie avec votre santé.

Chapitre 6 : Le Diabète se Soigne en Six à Douze Mois

Le diabète est souvent perçu comme une maladie chronique incurable, nécessitant une gestion à vie à travers des médicaments, une alimentation stricte, et un suivi médical constant. Cependant, la médecine orientale propose une perspective différente, suggérant que le diabète, en particulier le diabète de type 2, peut être réversible et traité en quelques mois grâce à une approche holistique et rigoureuse. Ce chapitre explore les méthodes et traitements de la médecine orientale pour le diabète, en mettant en lumière des exemples de cas où une guérison complète a été obtenue en six à douze mois.

Comprendre le Diabète en Médecine Orientale

En médecine occidentale, le diabète est principalement perçu comme un trouble métabolique lié à la gestion de la glycémie, provoqué par une résistance à l'insuline (diabète de type 2) ou une incapacité à produire suffisamment d'insuline (diabète de type 1). Le traitement consiste généralement en une combinaison de médicaments pour contrôler la glycémie, une alimentation restrictive, et parfois l'injection d'insuline.

La médecine orientale, en revanche, aborde le diabète de manière plus intégrée. Plutôt que de se concentrer uniquement sur la gestion de la glycémie, elle cherche à traiter les déséquilibres sous-jacents dans le corps qui ont conduit à l'apparition de la maladie. En médecine traditionnelle chinoise (MTC), par exemple, le diabète est souvent classé dans la catégorie des "syndromes de chaleur interne" ou "syndromes de déplétion du yin", qui résultent d'une surchauffe des organes internes et d'un épuisement des fluides corporels.

Le traitement du diabète en médecine orientale vise donc à refroidir le corps, à nourrir le yin, et à restaurer l'équilibre énergétique. Cela peut être accompli par une combinaison de diététique, de phytothérapie, d'acupuncture, et de techniques de gestion du stress, qui non seulement contrôlent les symptômes, mais traitent aussi les causes profondes du diabète.

Approches Diététiques et Nutritionnelles

L'alimentation est un pilier central dans le traitement du diabète en médecine orientale. Contrairement aux régimes occidentaux qui se concentrent principalement sur la réduction des glucides et des sucres, la médecine orientale propose une approche plus personnalisée, en fonction de la constitution énergétique de chaque individu.

Équilibrer le Yin et le Yang :

En médecine orientale, les aliments sont classés selon leur nature (chaude, tiède, neutre, fraîche ou froide) et leur effet sur le corps. Pour traiter le diabète, qui est souvent associé à une chaleur excessive, il est recommandé de consommer des aliments frais ou froids pour refroidir l'intérieur du corps. Les légumes à feuilles vertes, les concombres, les courgettes, et les fruits comme les poires et les baies sont souvent recommandés pour leur capacité à nourrir le yin et à équilibrer la chaleur interne.

Supprimer les Aliments Inflammatoires :

Les aliments inflammatoires, tels que les viandes rouges, les produits laitiers, et les aliments transformés, sont considérés comme aggravants pour le diabète en médecine orientale. Ils génèrent de la chaleur interne et exacerbent les déséquilibres du corps. La réduction ou l'élimination de ces aliments du régime alimentaire est cruciale pour permettre au corps de retrouver un état d'équilibre.

Intégration des Grains Complets et des Légumineuses :

Les grains complets, comme le riz brun, le millet, et le quinoa, ainsi que les légumineuses, comme les haricots noirs et les lentilles, sont privilégiés pour leur capacité à stabiliser la glycémie tout en fournissant une énergie soutenue. Contrairement aux glucides raffinés, ces aliments sont riches en fibres, ce qui ralentit l'absorption du glucose et évite les pics glycémiques.

Consommation de Plantes Médicinales :

Certaines plantes médicinales, comme le ginseng, la cannelle, et l'astragale, sont réputées pour leur capacité à réguler la glycémie et à renforcer la fonction des organes liés à la digestion et à la production d'insuline. Le ginseng, par exemple, est souvent utilisé pour améliorer la sensibilité à l'insuline, tandis que la cannelle aide à stabiliser les niveaux de sucre dans le sang. Ces plantes peuvent être intégrées sous forme de tisanes, de décoctions ou de compléments alimentaires.

L'Acupuncture et la Circulation Énergétique

L'acupuncture est une méthode couramment utilisée en médecine orientale pour traiter le diabète. Elle fonctionne en rétablissant la circulation harmonieuse du qi et en équilibrant les énergies yin et yang dans le corps. L'acupuncture cible généralement des points spécifiques situés sur les méridiens liés aux organes internes, comme le pancréas, le foie, et les reins, qui jouent tous un rôle crucial dans la régulation de la glycémie.

Stimulation des Points d'Acupuncture :

Les points d'acupuncture tels que Zhongwan (CV12), Pishu (BL20), et Zusanli (ST36) sont souvent stimulés pour renforcer la fonction digestive, améliorer la production d'insuline, et réguler le métabolisme. L'acupuncture aide également à réduire le stress, un facteur aggravant dans le diabète, en équilibrant les niveaux de cortisol et en apaisant l'esprit.

Moxibustion :

La moxibustion, une technique qui consiste à chauffer les points d'acupuncture avec de l'armoise séchée, est également utilisée pour tonifier le yang et réchauffer les méridiens. Elle est particulièrement utile pour les patients diabétiques présentant des signes de faiblesse du yang, tels qu'une sensation de froid, une fatigue chronique, et une digestion lente.

Thérapie des Ventouses :

La thérapie des ventouses, qui implique l'application de tasses en verre chauffées sur la peau pour créer une aspiration, est une autre technique utilisée pour améliorer la circulation sanguine et le flux de qi. Cela aide à détoxifier le corps, à réduire l'inflammation, et à favoriser une meilleure régulation de la glycémie.

Cas Pratiques de Guérison en Médecine Orientale

Plusieurs cas documentés montrent que le diabète de type 2 peut être réversible en quelques mois grâce aux traitements de la médecine orientale. Voici quelques exemples illustrant ces succès :

Cas de Mme Li :

Mme Li, une femme de 52 ans souffrant de diabète de type 2 depuis plus de 10 ans, a commencé un traitement intensif en médecine traditionnelle chinoise après que ses niveaux de glycémie soient devenus incontrôlables malgré l'utilisation de médicaments occidentaux. Elle a suivi un régime strict de désintoxication basé sur des soupes de légumes frais, des décoctions d'herbes spécifiques comme le gou qi zi (baies de goji) et le huang qi (astragale), et des séances hebdomadaires d'acupuncture.

Après six mois, ses niveaux de glycémie se sont stabilisés, et elle a progressivement réduit, puis cessé complètement ses médicaments. Son médecin a confirmé que ses niveaux de sucre dans le sang étaient revenus à des valeurs normales, et elle a maintenu cette stabilité grâce à un entretien régulier de son régime alimentaire et à la poursuite des traitements d'acupuncture.

Cas de M. Wang :

M. Wang, âgé de 45 ans, a été diagnostiqué avec un diabète de type 2 et une obésité sévère. Au lieu de se tourner immédiatement vers les médicaments, il a choisi de suivre un programme de médecine orientale qui comprenait une alimentation végétarienne stricte, des séances de qi gong pour améliorer la circulation du qi, et des herbes médicinales comme le fu ling (poria) et le ren shen (ginseng).

En l'espace de huit mois, il a perdu 30 kilogrammes, et son taux de glycémie à jeun est passé de 180 mg/dl à 95 mg/dl, une réduction significative qui l'a conduit à être considéré comme n'étant plus diabétique selon les critères médicaux occidentaux. Son énergie a également augmenté, et il a maintenu ces résultats grâce à une pratique quotidienne de qi gong et une alimentation saine.

Cas de Mme Kim :

Mme Kim, une patiente coréenne de 60 ans, a souffert de complications diabétiques sévères, y compris une neuropathie périphérique. Après avoir consulté un praticien de la médecine orientale, elle a suivi un traitement intensif comprenant l'acupuncture, des bains de pieds thérapeutiques aux herbes et un régime alimentaire basé sur des aliments frais et des herbes détoxifiantes.

En douze mois, non seulement ses niveaux de sucre dans le sang se sont normalisés, mais ses symptômes de neuropathie ont également considérablement diminué. Elle a retrouvé une grande partie de la sensation dans ses pieds et a pu reprendre une vie active.

L'Importance de la Discipline et de l'Engagement

Il est crucial de comprendre que le succès de ces traitements en médecine orientale dépend fortement de la discipline personnelle et de l'engagement à suivre les recommandations du praticien. Contrairement à la médecine occidentale, qui repose souvent sur des médicaments prescrits, la médecine orientale exige une participation active du patient, qui doit adopter un mode de vie équilibré, gérer le stress, et suivre un régime alimentaire rigoureux.

Cette approche holistique nécessite également un suivi régulier et un ajustement constant des traitements en fonction des progrès réalisés et des besoins individuels du patient. En suivant ces principes, beaucoup de patients atteints de diabète ont réussi à inverser leur condition en six à douze mois, démontrant que, malgré sa réputation de maladie chronique, le diabète peut être maîtrisé et même guéri grâce à la médecine orientale.

Chapitre 7 : L'Hyperplasie Bénigne de la Prostate, les Fibroses Prostatiques, la Prostatite et le Cancer de la Prostate se Soignent sans Chirurgie

Les affections de la prostate, telles que l'hyperplasie bénigne de la prostate (HBP), les fibroses prostatiques, la prostatite, et même le cancer de la prostate, sont courantes chez les hommes, surtout après l'âge de 50 ans. Dans la médecine occidentale, ces conditions sont souvent traitées par des interventions chirurgicales, des médicaments à long terme, ou dans les cas les plus graves, par la radiothérapie ou la chimiothérapie. Cependant, la médecine orientale propose une approche différente, privilégiant des traitements naturels et non invasifs qui se sont révélés efficaces pour gérer et, dans certains cas, guérir ces affections sans recourir à la chirurgie.

Comprendre les Affections de la Prostate en Médecine Orientale

La prostate est un organe essentiel pour la santé reproductive masculine, mais elle est également sujette à divers troubles en raison de facteurs hormonaux, d'une inflammation chronique, ou de déséquilibres énergétiques. En médecine traditionnelle chinoise (MTC), la santé de la prostate est étroitement liée à l'équilibre du qi et du sang dans les méridiens associés aux reins et à la vessie.

L'hyperplasie bénigne de la prostate, qui se caractérise par une augmentation de la taille de la prostate, est souvent liée à une stagnation du qi et du sang dans la région pelvienne, ainsi qu'à une insuffisance du yin des reins. Les fibroses prostatiques, qui sont des durcissements du tissu prostatique, résultent généralement d'une stagnation prolongée du sang et du qi, souvent aggravée par un stress chronique ou une alimentation inappropriée. La prostatite, une inflammation de la prostate, est souvent causée par une accumulation de chaleur et d'humidité dans le corps, due à une infection ou à une faiblesse des défenses immunitaires.

Le cancer de la prostate, bien que plus grave, est également vu sous l'angle d'un déséquilibre énergétique profond, où des facteurs comme une stagnation du sang, une déficience des reins, et une accumulation de toxines internes jouent un rôle clé. La médecine orientale aborde ces conditions en cherchant à rétablir l'équilibre énergétique, à améliorer la circulation sanguine, et à renforcer les organes internes, notamment les reins et la rate.

Traitements Naturels et Non Invasifs en Médecine Orientale

La médecine orientale offre une variété de traitements naturels pour les affections de la prostate, allant de la phytothérapie à l'acupuncture, en passant par des techniques de gestion du stress et des modifications alimentaires. Voici quelques-unes des approches les plus couramment utilisées :

Phytothérapie :

Les plantes médicinales jouent un rôle central dans le traitement des affections prostatiques en médecine orientale. Certaines herbes sont particulièrement efficaces pour réduire la taille de la prostate, améliorer la circulation sanguine dans la région pelvienne, et diminuer l'inflammation.

Saw Palmetto (Serenoa repens) : Bien que cette plante soit originaire d'Amérique du Nord, elle est couramment utilisée en médecine orientale pour traiter l'hyperplasie bénigne de la prostate. Le saw palmetto agit en inhibant la conversion de la testostérone en dihydrotestostérone (DHT), une hormone responsable de l'élargissement de la prostate. Il aide également à réduire l'inflammation et à améliorer le flux urinaire.

Pollen de pin : Le pollen de pin est utilisé pour renforcer le qi et nourrir les reins. Il est particulièrement efficace pour améliorer la fonction urinaire et réduire les symptômes associés à l'hyperplasie bénigne de la prostate.

Rehmannia (Shu Di Huang) : Cette herbe est utilisée pour nourrir le yin des reins et réduire la chaleur interne, ce qui est essentiel dans le traitement des fibroses prostatiques et du cancer de la prostate. La rehmannia est également connue pour ses propriétés anti-inflammatoires et immunomodulatrices.

Curcuma (Jiang Huang) : Le curcuma est largement utilisé pour ses propriétés anti-inflammatoires et antioxydantes. Il aide à réduire l'inflammation dans la prostate et à prévenir la croissance des cellules cancéreuses.

Acupuncture :

L'acupuncture est une méthode efficace pour traiter les affections de la prostate en stimulant les points d'acupuncture qui régulent la circulation du qi et du sang dans la région pelvienne.

Points d'acupuncture clés : Les points comme Guanyuan (CV4), Sanyinjiao (SP6), et Zhongji (CV3) sont fréquemment utilisés pour tonifier les reins, améliorer la circulation dans la région pelvienne, et réduire la stagnation du sang. Ces points aident également à soulager la douleur et à améliorer la fonction urinaire.

Équilibrer le yin et le yang : En cas de prostatite ou d'autres inflammations, l'acupuncture est utilisée pour disperser la chaleur et l'humidité accumulées dans la région pelvienne. En cas de cancer de la prostate, l'acupuncture aide à renforcer le système immunitaire et à améliorer la résistance globale du corps.

. Moxibustion :

La moxibustion, une technique qui consiste à chauffer des points d'acupuncture spécifiques avec de l'armoise séchée, est particulièrement utile pour traiter les affections de la prostate, surtout celles liées à une déficience du yang.

Renforcement du yang des reins : La moxibustion est utilisée pour renforcer le yang des reins, ce qui est crucial pour améliorer la fonction prostatique. Cela aide à réduire la taille de la prostate en cas d'hyperplasie bénigne et à améliorer le tonus général de l'organisme.

Stimulation de la circulation : En améliorant la circulation du sang et du qi, la moxibustion aide à éliminer la stagnation et à réduire les fibroses prostatiques. Elle est également bénéfique pour soulager les symptômes de la prostatite chronique.

Thérapies de Détoxification :

La détoxification est une composante clé du traitement des affections de la prostate en médecine orientale. Les toxines accumulées dans le corps, dues à une mauvaise alimentation, au stress, ou à une exposition environnementale, sont considérées comme des facteurs aggravants des maladies prostatiques.

Aliments détoxifiants : Une alimentation riche en légumes crucifères comme le brocoli, le chou-fleur, et les choux de Bruxelles est recommandée pour leur capacité à détoxifier le foie et à éliminer les excès de DHT. Ces légumes contiennent des composés qui favorisent l'élimination des toxines et aident à réguler les hormones.

Thés détoxifiants : Les thés à base de racine de pissenlit, de bardane, et de chardon-Marie sont utilisés pour soutenir la fonction hépatique et améliorer l'élimination des toxines. Ces herbes sont également reconnues pour leurs propriétés anti-inflammatoires et leur capacité à réduire les risques de croissance tumorale.

Modifications du Mode de Vie :

Le mode de vie joue un rôle crucial dans la prévention et le traitement des affections de la prostate. En médecine orientale, l'accent est mis sur l'équilibre du yin et du yang dans la vie quotidienne, ce qui comprend la gestion du stress, l'exercice régulier, et le sommeil adéquat.

Gestion du stress : Le stress chronique est connu pour aggraver les affections prostatiques en augmentant les niveaux de cortisol, ce qui peut perturber l'équilibre hormonal et exacerber l'inflammation. La médecine orientale recommande des pratiques régulières de méditation, de tai-chi, et de qi gong pour calmer l'esprit et réduire le stress.

Exercice physique : L'exercice modéré, comme la marche, le yoga, et les étirements, aide à améliorer la circulation sanguine dans la région pelvienne, à maintenir un poids santé, et à équilibrer les hormones. Cela est particulièrement important pour prévenir l'hyperplasie bénigne de la prostate et réduire le risque de cancer.

Hygiène du sommeil : Le sommeil est essentiel pour la régénération du corps et l'équilibre hormonal. La médecine orientale recommande de respecter un rythme de sommeil régulier, en se couchant tôt et en se levant tôt, pour synchroniser le corps avec les cycles naturels du yin et du yang.

Efficacité des Traitements Naturels en Médecine Orientale

De nombreuses études et cas cliniques ont montré l'efficacité des traitements naturels et non invasifs de la médecine orientale pour les affections de la prostate. Par exemple, des recherches ont démontré que le saw palmetto est aussi efficace que les médicaments classiques pour réduire la taille de la prostate et améliorer les symptômes urinaires, sans les effets secondaires couramment associés aux médicaments.

De plus, des études sur l'acupuncture ont révélé qu'elle peut réduire la douleur et améliorer la fonction urinaire chez les patients atteints de prostatite chronique, ainsi qu'améliorer la qualité de vie des hommes atteints de cancer de la prostate en phase initiale. La combinaison de l'acupuncture avec la phytothérapie et la moxibustion s'est également avérée efficace pour réduire les fibroses prostatiques et prévenir leur progression.

Il est important de noter que ces traitements nécessitent un engagement personnel et une régularité dans l'application. Contrairement aux solutions chirurgicales ou pharmacologiques, les traitements de la médecine orientale fonctionnent sur la base d'une approche holistique, qui vise à rétablir l'équilibre général du corps et à traiter les causes profondes des affections prostatiques.

En adoptant ces traitements naturels et non invasifs, beaucoup d'hommes ont non seulement réussi à gérer leurs symptômes, mais ont également retrouvé une meilleure santé générale, une vitalité accrue, et une prévention efficace contre les récidives. La médecine orientale, avec son approche douce et intégrative, offre une alternative viable pour traiter les affections de la prostate sans recourir à la chirurgie, permettant aux patients de maintenir leur qualité de vie tout en préservant leur santé à long terme.

Chapitre 8 : Le Cancer du Col de l'Utérus et le Cancer du Sein ont des Remèdes

Le cancer du col de l'utérus et le cancer du sein sont parmi les cancers les plus redoutés chez les femmes. En médecine occidentale, le traitement de ces cancers implique souvent des interventions lourdes, telles que la chirurgie, la chimiothérapie, et la radiothérapie. Cependant, la médecine orientale propose des remèdes naturels qui visent à traiter ces maladies de manière holistique, en se concentrant sur la prévention, la gestion des symptômes, et même la rémission. Ce chapitre explore ces remèdes, soutenus par des études de cas et des témoignages de femmes qui ont trouvé un soulagement et une guérison grâce aux pratiques de la médecine orientale.

Comprendre le Cancer en Médecine Orientale

En médecine traditionnelle chinoise (MTC), le cancer est perçu non seulement comme une prolifération anarchique de cellules, mais comme le résultat d'un déséquilibre profond dans le corps. Les causes sous-jacentes incluent la stagnation du qi (énergie vitale) et du sang, l'accumulation de toxines, et les déséquilibres émotionnels qui affaiblissent les organes internes, notamment le foie, la rate, et les reins.

Le cancer du col de l'utérus est souvent associé à une accumulation de chaleur et d'humidité dans le bas-ventre, combinée à une stagnation du sang. Le cancer du sein, quant à lui, est fréquemment lié à une stagnation du qi du foie et à un déséquilibre hormonal. Ces déséquilibres peuvent être exacerbés par des facteurs émotionnels, comme le stress et la dépression, qui perturbent le flux énergétique dans le corps.

La médecine orientale aborde ces cancers en cherchant à rétablir l'harmonie intérieure, à éliminer les blocages énergétiques, et à renforcer le système immunitaire pour aider le corps à combattre la maladie de manière naturelle.

Remèdes Naturels pour le Cancer du Col de l'Utérus

Phytothérapie :

La phytothérapie est une pierre angulaire du traitement du cancer en médecine orientale. Pour le cancer du col de l'utérus, plusieurs herbes sont utilisées pour dissiper la chaleur, éliminer l'humidité, et soutenir la fonction immunitaire.

Scutellaria baicalensis (Huang Qin) : Cette herbe est largement utilisée pour ses propriétés anti-inflammatoires et anticancéreuses. Elle aide à réduire les tumeurs en inhibant la croissance des cellules cancéreuses et en induisant l'apoptose, un processus de mort cellulaire programmée.

Curcuma (Jiang Huang) : Le curcuma est reconnu pour ses propriétés antioxydantes et anti-inflammatoires. En médecine orientale, il est utilisé pour mobiliser le sang et réduire la stagnation, ce qui est crucial dans le traitement du cancer du col de l'utérus.

Poria (Fu Ling) : Cette herbe est utilisée pour éliminer l'humidité et renforcer la fonction digestive, ce qui est important pour maintenir un système immunitaire sain. Elle aide également à apaiser l'esprit, réduisant ainsi le stress qui peut aggraver les conditions cancéreuses.

Acupuncture :

L'acupuncture est une méthode efficace pour traiter les symptômes associés au cancer du col de l'utérus, tels que la douleur, la fatigue, et les déséquilibres hormonaux.

Points d'acupuncture clés : Les points comme Guanyuan (CV4), Sanyinjiao (SP6), et Qihai (CV6) sont fréquemment utilisés pour tonifier l'énergie vitale, améliorer la circulation sanguine dans le bas-ventre, et réguler les fonctions hormonales. L'acupuncture aide également à réduire l'inflammation et à améliorer la réponse immunitaire du corps.

Équilibrer les émotions : L'acupuncture est également utilisée pour traiter les déséquilibres émotionnels qui accompagnent souvent le diagnostic de cancer. En équilibrant les méridiens du foie et du cœur, l'acupuncture aide à apaiser l'esprit et à réduire l'anxiété, ce qui peut avoir un impact positif sur l'évolution de la maladie.

Thérapies Détoxifiantes :

La détoxification est essentielle dans le traitement du cancer du col de l'utérus. Les toxines accumulées dans le corps peuvent aggraver la maladie, il est donc crucial de soutenir le foie et les reins pour éliminer ces substances nocives.

Régime détoxifiant : Une alimentation riche en légumes verts, en fruits frais, et en herbes détoxifiantes comme le pissenlit et le chardon-Marie est recommandée pour soutenir la fonction hépatique. Ces aliments aident à éliminer les toxines et à améliorer la circulation du qi et du sang.

Bains de vapeur aux herbes : Les bains de vapeur, utilisant des herbes comme le romarin, la lavande, et la camomille, sont utilisés pour purifier le corps, améliorer la circulation sanguine, et apaiser les inflammations internes. Cette pratique aide à dissiper la chaleur et l'humidité accumulées dans le bas-ventre.

Remèdes Naturels pour le Cancer du Sein

1. Phytothérapie :

Le traitement du cancer du sein en médecine orientale se concentre sur la régulation du qi du foie, la réduction de la stagnation du sang, et l'équilibre des hormones.

Dang Gui (Angelica sinensis) : Le Dang Gui est utilisé pour nourrir et tonifier le sang, ce qui est crucial pour les femmes atteintes de cancer du sein, souvent associées à une stagnation du sang et un déséquilibre hormonal. Il aide également à réguler le cycle menstruel et à réduire les douleurs mammaires.

Ginseng américain (Xi Yang Shen) : Ce ginseng est utilisé pour renforcer le qi et nourrir le yin, apportant un soutien vital aux patients atteints de cancer du sein. Il aide également à combattre la fatigue, un symptôme courant chez les personnes atteintes de cancer.

Coix Seed (Yi Yi Ren) : Utilisée pour dissiper l'humidité et réduire la stagnation, cette herbe est bénéfique pour les patientes atteintes de cancer du sein. Elle aide à réduire les tumeurs et à améliorer la fonction digestive, soutenant ainsi l'ensemble du corps dans la lutte contre le cancer.

Acupuncture :

L'acupuncture est utilisée pour gérer les symptômes du cancer du sein, améliorer la circulation du qi, et renforcer le système immunitaire.

Points d'acupuncture clés : Les points comme Taichong (LV3), Hegu (LI4), et Tianshu (ST25) sont stimulés pour réguler le qi du foie, améliorer la digestion, et soulager les douleurs mammaires. Ces points aident également à réduire les effets secondaires des traitements conventionnels, comme la chimiothérapie.

Gestion de la douleur et des émotions : L'acupuncture aide à soulager la douleur associée au cancer du sein et à ses traitements, tout en équilibrant les émotions. En apaisant les méridiens du foie et du cœur, elle aide à réduire l'anxiété et à améliorer l'humeur, ce qui est crucial pour la qualité de vie des patientes.

Thérapies Complémentaires :

En plus de la phytothérapie et de l'acupuncture, la médecine orientale recommande d'autres thérapies pour soutenir le traitement du cancer du sein.

Méditation et Qi Gong : Ces pratiques sont utilisées pour améliorer la circulation du qi, réduire le stress, et renforcer l'esprit. Le qi gong, en particulier, aide à équilibrer les énergies du corps, à améliorer la résilience mentale, et à soutenir le système immunitaire.

Régime Alimentaire Spécifique : Un régime riche en aliments anti-inflammatoires, comme les poissons gras, les noix, les graines de lin, et les légumes crucifères, est recommandé pour les patientes atteintes de cancer du sein. Ces aliments aident à réguler les niveaux d'œstrogènes et à réduire l'inflammation, ce qui peut ralentir la progression du cancer.

Études de Cas et Témoignages

De nombreux cas cliniques documentés montrent que les traitements de la médecine orientale ont permis à des patientes atteintes de cancer du col de l'utérus et du cancer du sein de voir une régression significative de leur maladie, parfois en complément des traitements conventionnels, et parfois en tant que thérapies principales.

Cas de Mme Zhang :

Mme Zhang, une femme de 48 ans diagnostiquée avec un cancer du col de l'utérus, a choisi de suivre un traitement combiné de médecine occidentale et orientale. En plus de la radiothérapie, elle a suivi un programme de médecine traditionnelle chinoise comprenant des décoctions d'herbes, de l'acupuncture hebdomadaire, et un régime détoxifiant strict.

Après six mois de traitement, son oncologue a noté une réduction significative de la taille de la tumeur, et ses symptômes, comme la douleur pelvienne et les saignements, ont considérablement diminué. Elle a également ressenti une amélioration générale de son énergie et de son bien-être. Mme Zhang attribue une grande partie de sa guérison à l'approche holistique de la médecine orientale, qui a soutenu son corps tout au long de son traitement.

Cas de Mme Lee :

Mme Lee, âgée de 55 ans, souffrait d'un cancer du sein avancé avec des métastases aux ganglions lymphatiques. Après avoir subi une chirurgie et une chimiothérapie, elle a commencé à explorer la médecine orientale pour renforcer son système immunitaire et gérer les effets secondaires.

Elle a suivi un traitement à base de Dang Gui, de ginseng américain, et de Coix Seed, combiné à des séances d'acupuncture pour réguler son qi et soulager la douleur. En l'espace de huit mois, ses analyses ont montré une stabilisation de sa maladie, avec une diminution des tumeurs et une amélioration de ses marqueurs tumoraux. Mme Lee a également constaté une réduction de la fatigue, une meilleure digestion, et une stabilisation de son humeur.

3. Témoignage de Mme Park :

Mme Park, une survivante du cancer du col de l'utérus, a partagé son expérience avec la médecine orientale lors d'une conférence sur la santé intégrative. Diagnostiquée à l'âge de 50 ans, elle a rejeté l'idée d'une chirurgie radicale et a opté pour un traitement holistique qui comprenait l'acupuncture, la moxibustion, et une alimentation riche en légumes crus et en herbes détoxifiantes.

Après un an de traitement, Mme Park a constaté une rémission complète de son cancer, confirmée par des examens médicaux. Elle attribue sa guérison à la combinaison de la médecine orientale et de sa foi en la capacité de son corps à se guérir lorsqu'il est soutenu par des pratiques naturelles et non invasives.

Ces exemples montrent que, bien que le cancer soit une maladie complexe, la médecine orientale offre des remèdes qui peuvent non seulement gérer les symptômes, mais aussi contribuer à la guérison et à la rémission. En adoptant une approche holistique qui inclut la phytothérapie, l'acupuncture, la gestion du stress, et des modifications alimentaires, de nombreuses femmes ont pu non seulement vivre avec leur cancer, mais aussi surmonter la maladie et retrouver une santé optimale.

Chapitre 10 : Le VIH : Remonter la Charge Virale jusqu'à ce qu'elle Soit Non Détectable

Le virus de l'immunodéficience humaine (VIH) est une maladie complexe qui affaiblit progressivement le système immunitaire, rendant le corps vulnérable à d'autres infections et maladies. En médecine occidentale, la gestion du VIH repose principalement sur les antirétroviraux (ARV), qui permettent de contrôler la réplication du virus et de maintenir la charge virale à des niveaux non détectables. Cependant, ces traitements peuvent avoir des effets secondaires à long terme, et ils ne guérissent pas la maladie. La médecine orientale, en revanche, propose des approches complémentaires visant à renforcer le système immunitaire et à aider les patients à maintenir une charge virale indétectable de manière naturelle. Ce chapitre explore ces approches, en se concentrant sur les méthodes holistiques utilisées pour soutenir le corps dans la lutte contre le VIH.

Comprendre le VIH en Médecine Orientale

En médecine traditionnelle chinoise (MTC), le VIH est perçu comme une attaque externe sur le système immunitaire, perturbant l'équilibre énergétique du corps. Le virus est considéré comme une chaleur toxique qui envahit les organes internes, particulièrement les reins, le foie et la rate, ce qui entraîne une déplétion du qi (énergie vitale) et du yin. Cette perspective holistique permet d’aborder la gestion du VIH non seulement à travers le contrôle direct du virus, mais en renforçant le terrain sur lequel il agit, c’est-à-dire le corps et son système immunitaire.

L’objectif en MTC est de soutenir le corps pour qu’il soit capable de combattre le virus, de minimiser les symptômes associés, et de prévenir les infections opportunistes. Le renforcement du système immunitaire, la détoxification du corps, et l'équilibre des énergies yin et yang sont des aspects clés de cette approche.

Renforcement du Système Immunitaire

Le renforcement du système immunitaire est au cœur du traitement du VIH en médecine orientale. En MTC, le système immunitaire est souvent lié aux reins et au poumon, qui sont responsables de la défense du corps contre les invasions extérieures. Voici quelques méthodes utilisées pour soutenir et renforcer le système immunitaire chez les patients atteints du VIH :

Phytothérapie :

Les plantes médicinales jouent un rôle crucial dans la gestion du VIH en MTC. Certaines herbes sont spécifiquement utilisées pour renforcer le système immunitaire, réduire la chaleur toxique, et nourrir le yin et le qi.

Astragale (Huang Qi) : L'astragale est une herbe immunomodulatrice puissante qui est souvent utilisée pour renforcer le système immunitaire. Elle aide à tonifier le qi des poumons et de la rate, renforçant ainsi la défense naturelle du corps contre les infections.

Ganoderma (Lingzhi ou Reishi) : Ce champignon est reconnu pour ses propriétés immunostimulantes et adaptogènes. Il aide à améliorer la résistance du corps au stress et aux infections, tout en ayant des effets antiviraux, ce qui est particulièrement bénéfique pour les patients atteints du VIH.

Codonopsis (Dang Shen) : Utilisé pour renforcer le qi et nourrir le sang, le codonopsis est une alternative douce au ginseng. Il est souvent prescrit pour les patients présentant une faiblesse générale, une fatigue chronique, et une immunité affaiblie.

Schisandra (Wu Wei Zi) : Cette baie est utilisée pour tonifier les reins et le foie, deux organes clés dans la gestion du VIH. Elle aide également à protéger le foie contre les dommages toxiques, qui peuvent être exacerbés par les traitements antirétroviraux.

Acupuncture :

L'acupuncture est utilisée pour équilibrer les énergies du corps, renforcer le qi et soulager les symptômes associés au VIH.

Points d'acupuncture clés : Les points comme Zusanli (ST36), Qihai (CV6), et Guanyuan (CV4) sont stimulés pour renforcer le système immunitaire, améliorer la digestion, et tonifier l'énergie des reins. Ces points aident également à améliorer l’énergie générale et à réduire la fatigue.

Équilibre émotionnel : L'acupuncture peut également jouer un rôle important dans la gestion du stress et des émotions, qui sont souvent exacerbés chez les patients atteints du VIH. En équilibrant les méridiens du foie et du cœur, l'acupuncture aide à calmer l'esprit, à réduire l'anxiété, et à améliorer la qualité de vie.

Régime Alimentaire :

Un régime alimentaire équilibré est essentiel pour maintenir un système immunitaire fort et aider le corps à gérer le VIH.

Aliments riches en antioxydants : Les fruits et légumes riches en antioxydants, comme les baies, les agrumes, les épinards, et le brocoli, aident à neutraliser les radicaux libres et à protéger les cellules contre les dommages oxydatifs. Ces aliments sont également importants pour soutenir le système immunitaire.

Protéines de haute qualité : Les protéines, en particulier celles d'origine végétale comme les légumineuses, le tofu, et les noix, sont importantes pour la réparation des tissus et le soutien du système immunitaire. Les patients atteints du VIH ont souvent besoin de plus de protéines pour maintenir leur poids et leur force.

Aliments fermentés : Les aliments fermentés comme le miso, le kimchi, et le kéfir sont riches en probiotiques, qui sont essentiels pour maintenir une flore intestinale saine. Une bonne santé intestinale est directement liée à un système immunitaire fort, ce qui est crucial pour les personnes vivant avec le VIH.

Réduction de la Charge Virale

Réduire la charge virale jusqu'à des niveaux non détectables est l'objectif ultime dans la gestion du VIH. En médecine orientale, cela passe par un soutien continu du système immunitaire, une réduction de la toxicité interne, et une gestion efficace des symptômes.

Détoxification :

La détoxification régulière du corps est essentielle pour éliminer les toxines qui peuvent affaiblir le système immunitaire et exacerber la réplication virale.

Tisanes détoxifiantes : Des tisanes à base de pissenlit, de bardane, et de racine de réglisse sont utilisées pour soutenir la fonction hépatique et rénale, aidant ainsi le corps à éliminer les toxines accumulées. Ces herbes ont également des propriétés anti-inflammatoires qui peuvent aider à réduire la charge virale.

Hydratation adéquate : Boire suffisamment d'eau, ainsi que des infusions hydratantes comme l'eau de coco ou le thé à la menthe, est crucial pour maintenir un bon métabolisme et soutenir la détoxification naturelle du corps.

Équilibre du Yin et du Yang :

Maintenir un équilibre entre le yin et le yang est essentiel pour prévenir les déséquilibres énergétiques qui peuvent aggraver le VIH.

Pratiques de relaxation : Le tai-chi et le qi gong sont recommandés pour équilibrer les énergies internes, réduire le stress, et améliorer la circulation du qi. Ces pratiques aident à harmoniser le corps et l'esprit, créant un terrain moins favorable à la progression du virus.

Repos et régénération : En médecine orientale, le repos est considéré comme crucial pour la régénération du qi et la guérison. Les patients atteints du VIH sont encouragés à avoir des cycles de sommeil réguliers, à éviter le surmenage, et à intégrer des périodes de repos dans leur journée.

Gestion des Infections Opportunistes :

Les infections opportunistes, qui surviennent lorsque le système immunitaire est affaibli, sont une préoccupation majeure pour les patients atteints du VIH. La prévention de ces infections est donc une priorité.

Herbes antimicrobiennes : Des herbes comme l'échinacée, l'ail, et le thé de Pau d'Arco sont utilisées pour prévenir les infections opportunistes en renforçant le système immunitaire. Ces herbes ont des propriétés antimicrobiennes et antivirales qui aident à protéger le corps contre les infections.

Soutien digestif : La santé digestive est étroitement liée à l'immunité. Des enzymes digestives et des probiotiques peuvent être ajoutés au régime alimentaire pour améliorer l'absorption des nutriments et renforcer la barrière intestinale contre les pathogènes.

Études de Cas et Témoignages

De nombreux patients atteints du VIH ont trouvé un soulagement significatif grâce aux traitements de la médecine orientale, parfois en complément des traitements antirétroviraux, et parfois en tant que principale approche thérapeutique.

Cas de M. Li :

M. Li, un homme de 42 ans vivant avec le VIH depuis plus de 10 ans, a vu sa charge virale se stabiliser grâce à une combinaison de traitements occidentaux et orientaux. En plus de prendre ses ARV, il a suivi un régime strict à base d'aliments frais, riches en antioxydants, et a régulièrement pris des décoctions de ginseng et d'astragale pour renforcer son système immunitaire.

En intégrant également l'acupuncture dans son traitement, M. Li a constaté une amélioration significative de son énergie et une réduction de sa charge virale, qui est passée à un niveau non détectable après un an de traitement combiné.

Cas de Mme Chang :

Mme Chang, une femme de 50 ans diagnostiquée avec le VIH, a opté pour une approche holistique après avoir ressenti des effets secondaires importants des ARV. Elle a travaillé avec un praticien de la MTC pour développer un programme comprenant des séances d'acupuncture hebdomadaires, des tisanes détoxifiantes, et une alimentation anti-inflammatoire.

Après six mois, ses symptômes se sont considérablement améliorés, et sa charge virale, qui avait augmenté après avoir arrêté les ARV, a commencé à diminuer à nouveau. Elle attribue cette amélioration à l'accent mis sur le renforcement de son système immunitaire et la gestion holistique de son état de santé.

Témoignage de M. Kwon :

M. Kwon, un survivant du VIH vivant en Corée, a partagé son expérience lors d'une conférence sur la médecine intégrative. Diagnostiqué en 2005, il a combiné les traitements ARV avec la médecine orientale, notamment la moxibustion et le qi gong. Il a également suivi un programme de détoxification régulier pour éliminer les toxines accumulées.

En l'espace de trois ans, M. Kwon a non seulement réussi à maintenir une charge virale indétectable, mais a également amélioré sa qualité de vie, réduisant la fatigue chronique et retrouvant une énergie qu'il pensait avoir perdue.

Ces témoignages et études de cas montrent que, bien que le VIH soit une maladie complexe, la médecine orientale offre des approches efficaces pour renforcer le système immunitaire, réduire la charge virale, et améliorer la qualité de vie des patients. En adoptant une approche holistique qui comprend la phytothérapie, l'acupuncture, la détoxification, et la gestion du mode de vie, il est possible de soutenir le corps dans sa lutte contre le VIH et de vivre une vie longue et saine, même avec ce diagnostic.

Chapitre 11 : L'Ignorance et le Pessimisme Tuent

L'ignorance et le pessimisme sont deux des ennemis les plus insidieux de la santé. Ils peuvent saper l'esprit, affaiblir le corps, et entraver le chemin vers la guérison. En médecine orientale, il est largement reconnu que la santé mentale et la santé physique sont intimement liées. Les croyances limitantes et une attitude pessimiste peuvent non seulement affecter l'état d'esprit, mais aussi influencer négativement la réponse du corps aux traitements. Ce chapitre explore l'impact psychologique du pessimisme et de l'ignorance sur la santé, en offrant des conseils pour adopter une mentalité plus ouverte et réceptive aux traitements alternatifs.

L'Impact Psychologique des Croyances Limitantes

Les croyances limitantes sont des pensées ou des convictions profondes qui restreignent notre capacité à envisager des possibilités de guérison ou de changement. Ces croyances peuvent être conscientes ou inconscientes, mais elles agissent comme des barrières mentales qui empêchent l'acceptation de nouvelles idées ou approches thérapeutiques. En médecine orientale, l'esprit est vu comme un facteur déterminant dans le processus de guérison, et ces croyances limitantes peuvent fortement nuire à la santé en créant un terrain fertile pour la maladie.

1. La Croyance que les Maladies Sont Incurables :

Une des croyances limitantes les plus courantes est l'idée que certaines maladies, comme le cancer ou le VIH, sont incurables et qu'aucun traitement alternatif ne pourrait aider. Cette conviction ferme peut empêcher les individus de chercher ou d'accepter des traitements qui pourraient améliorer leur qualité de vie ou même mener à une guérison. En médecine orientale, l'accent est mis sur la capacité du corps à se rééquilibrer et à se guérir lui-même, et il est essentiel de rester ouvert à cette possibilité pour que la guérison se produise.

Le Déni de la Médecine Alternative :

Beaucoup de personnes, en particulier dans les cultures occidentales, considèrent la médecine alternative avec scepticisme, la voyant comme inférieure ou non scientifique par rapport à la médecine conventionnelle. Cette attitude est souvent alimentée par une ignorance des principes et de l'efficacité prouvée de nombreuses pratiques de la médecine orientale, comme l'acupuncture, la phytothérapie, et la médecine ayurvédique. Cette fermeture d'esprit peut priver les individus d'approches thérapeutiques qui ont aidé des millions de personnes à travers le monde.

Le Rôle de l'Éducation et de l'Information :

L'ignorance, qui alimente ces croyances limitantes, est souvent le résultat d'un manque d'éducation ou d'informations erronées sur la santé et les traitements disponibles. La médecine orientale met l'accent sur l'éducation des patients pour qu'ils comprennent les principes de la santé holistique et soient actifs dans leur propre guérison. L'accès à des informations précises et à des récits de guérison inspirants peut aider à dissiper les croyances limitantes et à ouvrir l'esprit aux nouvelles possibilités de traitement.

L'Influence du Pessimisme sur la Santé

Le pessimisme, ou la tendance à s'attendre au pire, est un état d'esprit qui peut gravement nuire à la santé. Le pessimisme peut créer un environnement interne de stress chronique, affaiblir le système immunitaire, et réduire l'efficacité des traitements médicaux, qu'ils soient conventionnels ou alternatifs.

Le Stress Chronique et l'Impact sur le Corps :

Le pessimisme est souvent accompagné d'un stress chronique, qui déclenche la libération continue de cortisol, une hormone du stress. Des niveaux élevés de cortisol sur de longues périodes peuvent causer une multitude de problèmes de santé, notamment l'hypertension, les maladies cardiaques, et une diminution de la fonction immunitaire. En médecine orientale, le stress est vu comme un déséquilibre du qi et du yin et du yang, et il est essentiel de le gérer pour maintenir une bonne santé.

Le Pessimisme et le Système Immunitaire :

Le système immunitaire est particulièrement sensible à l'état d'esprit d'une personne. Des études ont montré que les personnes pessimistes ont souvent une réponse immunitaire plus faible, ce qui les rend plus vulnérables aux infections et aux maladies chroniques. En revanche, un état d'esprit optimiste et positif est associé à une meilleure réponse immunitaire et à une plus grande résilience face aux maladies.

L'Auto-sabotage dans le Processus de Guérison :

Le pessimisme peut également conduire à l'auto-sabotage, où une personne ne suit pas correctement les traitements ou les régimes de santé parce qu'elle ne croit pas en leur efficacité. Ce manque de foi dans le processus de guérison peut limiter les résultats, même lorsque les traitements sont appropriés et potentiellement bénéfiques. La médecine orientale enseigne que l'esprit et le corps doivent travailler en harmonie pour atteindre la guérison, et cela commence par une croyance en la possibilité de guérison.

Adopter une Mentalité Ouverte

Adopter une mentalité ouverte est essentiel pour tirer le meilleur parti des traitements, qu'ils soient conventionnels ou alternatifs. Cela implique de remettre en question les croyances limitantes, de cultiver un optimisme réaliste, et d'être prêt à explorer de nouvelles approches pour la santé et le bien-être.

L'Importance de la Curiosité et de l'Ouverture d'Esprit :

La curiosité est une qualité qui peut ouvrir de nombreuses portes sur le chemin de la guérison. En étant curieux et en cherchant à comprendre différentes approches de la santé, comme celles proposées par la médecine orientale, on peut découvrir des méthodes qui résonnent avec ses propres besoins et qui peuvent offrir des solutions efficaces. L'ouverture d'esprit permet d'accepter que, même si une méthode est différente de ce à quoi on est habitué, elle peut néanmoins avoir de la valeur.

Les Témoignages et les Expériences Partagées :

Écouter les témoignages de personnes qui ont réussi à surmonter des maladies graves grâce à des traitements alternatifs peut être très encourageant. Ces récits montrent que la guérison est possible, même dans des situations où tout semble perdu. En médecine orientale, ces histoires sont souvent partagées pour inspirer et motiver ceux qui cherchent à guérir, en leur montrant qu'il existe des voies alternatives à la santé.

L'Optimisme Réaliste :

Il est important de distinguer l'optimisme réaliste du simple déni de la réalité. L'optimisme réaliste implique de reconnaître les défis et les difficultés, tout en croyant en la capacité de surmonter ces obstacles. Cela signifie être conscient des statistiques et des probabilités, mais choisir de se concentrer sur les possibilités positives et sur ce qui peut être fait pour améliorer la situation. En médecine orientale, cet état d'esprit est considéré comme un élément clé du processus de guérison, car il mobilise l'énergie vitale nécessaire pour surmonter la maladie.

Pratiques de Méditation et de Pleine Conscience :

Les pratiques de méditation et de pleine conscience sont des outils puissants pour cultiver un esprit ouvert et positif. La méditation aide à calmer l'esprit, à réduire le stress, et à se reconnecter avec le moment présent, ce qui est essentiel pour gérer l'anxiété et les pensées pessimistes. La pleine conscience, quant à elle, permet de reconnaître et de modifier les schémas de pensée négatifs en se concentrant sur l'ici et maintenant, et en accueillant chaque moment avec une attitude d'acceptation.

La Visualisation Positive :

La visualisation positive est une autre technique utilisée en médecine orientale pour encourager la guérison. Elle implique de visualiser des images mentales de bien-être, de santé parfaite, et de guérison. En pratiquant régulièrement la visualisation positive, on peut reprogrammer l'esprit pour se concentrer sur les résultats souhaités, plutôt que sur les peurs et les doutes. Cette technique a été utilisée avec succès par de nombreux patients pour surmonter des maladies graves, y compris le cancer et les maladies chroniques.

Conseils pour Cultiver une Mentalité Ouverte et Positive

Adopter une mentalité ouverte et positive est un processus qui nécessite du temps, de l'engagement, et de la pratique. Voici quelques conseils pour vous aider à développer cet état d'esprit :

Éduquez-vous :

Prenez le temps de vous informer sur la médecine orientale et d'autres approches alternatives. Lisez des livres, regardez des documentaires, et parlez avec des praticiens de ces méthodes. Plus vous en saurez, plus vous serez capable de faire des choix éclairés et de surmonter les croyances limitantes.

Entourez-vous de Positivité :

Entourez-vous de personnes qui partagent une mentalité ouverte et positive. Les influences extérieures peuvent grandement affecter votre état d'esprit, alors choisissez des amis, des mentors, et des praticiens qui vous soutiennent et vous encouragent à explorer de nouvelles possibilités de guérison.

Pratiquez la Gratitude :

La gratitude est une pratique simple mais puissante qui peut transformer votre perspective. Prenez l'habitude de noter chaque jour trois choses pour lesquelles vous êtes reconnaissant. Cela vous aidera à vous concentrer sur les aspects positifs de votre vie et à cultiver un état d'esprit plus optimiste.

Expérimentez avec Confiance :

Soyez prêt à essayer de nouvelles choses avec un esprit ouvert. Que ce soit une nouvelle technique de méditation, un régime alimentaire différent, ou un traitement alternatif, approchez chaque expérience avec curiosité et confiance. Même si vous ne voyez pas de résultats immédiats, maintenez une attitude positive et donnez-vous le temps de vous adapter.

Adoptez une Perspective Holistique :

Rappelez-vous que la santé est un état d'équilibre entre le corps, l'esprit, et l'esprit. En adoptant une approche holistique, vous reconnaissez l'importance de soigner non seulement les symptômes physiques, mais aussi les émotions, les pensées, et l'énergie. Cette perspective vous permettra de voir la guérison comme un processus global, plutôt que comme une simple absence de maladie.

En intégrant ces conseils dans votre vie quotidienne, vous pouvez commencer à surmonter l'ignorance et le pessimisme qui peuvent entraver votre chemin vers la guérison. La médecine orientale, avec son approche holistique et intégrative, offre une multitude de ressources pour vous aider à cultiver un état d'esprit ouvert et positif, ce qui est essentiel pour atteindre et maintenir une santé optimale.

Chapitre 12 : Essayer, Tu n'as Rien à Perdre

La médecine orientale, avec ses siècles de tradition et de pratiques éprouvées, représente une alternative précieuse pour ceux qui cherchent à améliorer leur santé et leur bien-être. Cependant, malgré ses nombreux avantages, de nombreuses personnes hésitent encore à explorer ces méthodes, souvent par crainte de l'inconnu ou par scepticisme. Ce chapitre se propose d'encourager une approche ouverte et expérimentale envers la médecine orientale, en soulignant que les risques associés à ces traitements sont généralement minimes comparés aux bénéfices potentiels qu'ils peuvent apporter.

La Réserve Face à l'Inconnu : Comprendre les Hésitations

Pour beaucoup, l'idée de s'éloigner des traitements médicaux conventionnels et d'explorer des approches alternatives peut sembler intimidante. Cette hésitation est souvent enracinée dans une méconnaissance de la médecine orientale et de ses principes. L'influence dominante de la médecine occidentale dans de nombreuses cultures a également conduit à une perception selon laquelle les traitements non conventionnels sont moins fiables ou moins efficaces.

La Crainte de l'Inconnu :

La peur de l'inconnu est une réaction humaine naturelle, surtout en ce qui concerne la santé. Les traitements de la médecine orientale, tels que l'acupuncture, la phytothérapie, et les pratiques énergétiques comme le qi gong, peuvent sembler étrangers et difficiles à comprendre pour ceux qui n'en ont jamais fait l'expérience. Cette crainte est souvent exacerbée par un manque de connaissance sur la manière dont ces traitements fonctionnent et sur leurs bénéfices potentiels.

Le Scepticisme Alimenté par la Culture :

Dans de nombreuses sociétés, la médecine conventionnelle est perçue comme la norme en matière de soins de santé, tandis que la médecine orientale est parfois reléguée au rang de "médecine alternative" ou de "pseudo-science". Ce scepticisme culturel peut rendre les gens réticents à essayer quelque chose de différent, par crainte de perdre du temps ou d'aggraver leur état. Cependant, ce scepticisme est souvent basé sur des préjugés plutôt que sur une évaluation objective des faits et des témoignages.

L'Influence des Médias et des Autorités Médicales :

Les médias et les autorités médicales jouent un rôle important dans la formation de l'opinion publique. Les reportages négatifs ou les avertissements des professionnels de santé contre l'utilisation de traitements alternatifs peuvent décourager les gens de les essayer, même lorsqu'il existe des preuves de leur efficacité. Pourtant, il est important de se rappeler que la médecine orientale est basée sur des milliers d'années de pratique clinique et sur des systèmes de guérison qui ont résisté à l'épreuve du temps.

Pourquoi Essayer la Médecine Orientale ? Les Bienfaits Potentiels

Essayer la médecine orientale ne signifie pas abandonner la médecine conventionnelle, mais plutôt explorer des voies complémentaires qui peuvent enrichir et améliorer les soins de santé traditionnels. Voici pourquoi il peut être bénéfique d'essayer ces méthodes :

Approche Holistique de la Santé :

La médecine orientale adopte une approche holistique, qui considère le corps, l'esprit et l'âme comme des éléments interdépendants de la santé. Plutôt que de se concentrer uniquement sur les symptômes, elle cherche à traiter la cause profonde de la maladie, en rétablissant l'équilibre énergétique et en renforçant le corps de manière globale. Cette approche peut être particulièrement bénéfique pour ceux qui souffrent de maladies chroniques ou récurrentes, où les traitements conventionnels n'ont pas réussi à apporter un soulagement complet.

Moins d'Effets Secondaires :

Les traitements de la médecine orientale, tels que l'acupuncture, la phytothérapie, et les techniques de relaxation, sont généralement associés à peu ou pas d'effets secondaires. Contrairement à de nombreux médicaments conventionnels, qui peuvent entraîner des complications à long terme, les méthodes orientales sont souvent douces et non invasives. Par exemple, l'acupuncture est reconnue pour son faible risque d'effets indésirables lorsqu'elle est pratiquée par un professionnel qualifié.

Prévention et Maintenance de la Santé :

L'un des aspects les plus puissants de la médecine orientale est son accent sur la prévention et l'entretien de la santé. Les pratiques comme le tai-chi, le qi gong, et les régimes alimentaires basés sur les principes de la MTC (Médecine Traditionnelle Chinoise) ne visent pas seulement à traiter les maladies existantes, mais aussi à renforcer le corps et à prévenir l'apparition de maladies. Cette approche proactive de la santé peut aider à maintenir un bien-être général et à prolonger la vie en bonne santé.

Réduction du Stress et de l'Anxiété :

Les pratiques de la médecine orientale, telles que la méditation, la respiration consciente, et le yoga, sont bien connues pour leur capacité à réduire le stress et l'anxiété. En médecine orientale, le stress est considéré comme un facteur majeur de déséquilibre qui peut mener à des maladies physiques. En intégrant ces pratiques dans votre routine quotidienne, vous pouvez améliorer votre santé mentale et émotionnelle, ce qui aura également un impact positif sur votre santé physique.

Témoignages de Guérison :

De nombreux témoignages de personnes qui ont essayé la médecine orientale parlent d'améliorations significatives dans leur état de santé, souvent après avoir épuisé les options de la médecine conventionnelle. Ces histoires de succès sont une source d'inspiration et montrent que, même dans des situations où tout semble perdu, il existe encore des possibilités de guérison.

Les Risques Sont Minimes : Pourquoi ne pas Essayer ?

Un des arguments les plus convaincants pour essayer la médecine orientale est que les risques sont généralement très faibles, surtout lorsqu'on compare aux traitements conventionnels qui peuvent avoir des effets secondaires graves. Voici pourquoi ces risques sont minimes :

Sécurité des Pratiques :

Les pratiques comme l'acupuncture, la phytothérapie, et les techniques de relaxation sont généralement sûres lorsqu'elles sont effectuées par des praticiens qualifiés. L'acupuncture, par exemple, est pratiquée depuis des milliers d'années et est bien documentée pour sa sécurité. Les herbes utilisées en phytothérapie sont également généralement bien tolérées, bien qu'il soit toujours important de consulter un professionnel avant de commencer tout nouveau traitement à base de plantes, surtout si vous prenez déjà des médicaments.

Personnalisation des Traitements :

La médecine orientale est hautement personnalisée, ce qui signifie que chaque traitement est adapté aux besoins spécifiques de l'individu. Cette approche minimise le risque d'effets indésirables, car le traitement est conçu pour correspondre à votre constitution unique, votre histoire médicale, et vos besoins actuels. Cette personnalisation permet également d'ajuster le traitement en fonction de vos réactions, garantissant ainsi une approche plus sûre et plus efficace.

Complémentarité avec la Médecine Conventionnelle :

La médecine orientale ne cherche pas à remplacer la médecine conventionnelle, mais à la compléter. Vous pouvez essayer ces pratiques en parallèle avec vos traitements médicaux actuels, ce qui peut renforcer leur efficacité et améliorer votre bien-être général. De nombreuses personnes trouvent que la combinaison des deux approches leur offre une meilleure qualité de vie, avec moins de symptômes et une plus grande résilience face aux défis de la santé.

Risque de Perte Minime :

L'un des aspects les plus rassurants de la médecine orientale est que, dans la grande majorité des cas, vous n'avez rien à perdre en essayant. Contrairement à certains traitements médicaux qui peuvent être invasifs ou irréversibles, les pratiques orientales sont généralement réversibles et peuvent être interrompues à tout moment si elles ne donnent pas les résultats escomptés. Cela signifie que vous pouvez explorer ces options avec un faible risque, tout en ayant la possibilité de découvrir des bénéfices significatifs pour votre santé.

Comment Commencer : Conseils pour Explorer la Médecine Orientale

Si vous êtes prêt à essayer la médecine orientale, voici quelques conseils pour vous aider à commencer de manière sécurisée et informée :

Trouvez un Praticien Qualifié :

La première étape consiste à trouver un praticien qualifié et expérimenté en médecine orientale. Assurez-vous qu'il ou elle est certifié(e) et possède de l'expérience dans le traitement des conditions spécifiques qui vous concernent. Un bon praticien prendra le temps de comprendre votre historique médical, vos besoins individuels, et vos objectifs de santé avant de recommander un plan de traitement.

Faites Vos Recherches :

Avant de commencer un traitement, informez-vous sur les différentes pratiques de la médecine orientale. Lisez des livres, consultez des ressources en ligne fiables, et parlez à des personnes qui ont déjà essayé ces méthodes. Plus vous en saurez, mieux vous serez préparé pour tirer le meilleur parti de votre expérience.

Commencez Petit :

Il peut être utile de commencer par une seule pratique de la médecine orientale, comme l'acupuncture ou la méditation, pour voir comment votre corps réagit. Une fois que vous vous sentez à l'aise avec cette pratique, vous pouvez en explorer d'autres ou combiner plusieurs approches pour un effet synergique.

Soyez Patient et Persévérant :

Les traitements de la médecine orientale peuvent prendre du temps pour montrer leurs effets, surtout si vous souffrez d'une condition chronique. Il est important de rester patient et persévérant, en suivant les recommandations de votre praticien et en étant attentif aux changements subtils dans votre corps et votre esprit.

Écoutez Votre Corps :

Votre corps est votre meilleur guide. Soyez attentif à la manière dont vous vous sentez pendant et après les traitements. Si vous remarquez des améliorations, aussi petites soient-elles, cela peut être un signe que vous êtes sur la bonne voie. Si vous ressentez un inconfort ou des effets secondaires, discutez-en avec votre praticien pour ajuster le traitement en conséquence.

Une Invitation à l'Exploration

Essayer la médecine orientale est une invitation à explorer de nouvelles voies de guérison et de bien-être. Les risques sont faibles, et les bénéfices potentiels sont immenses. Que vous cherchiez à traiter une condition spécifique, à améliorer votre santé globale, ou simplement à découvrir de nouvelles pratiques pour enrichir votre vie, la médecine orientale offre une richesse d'outils et de techniques qui peuvent vous aider à atteindre vos objectifs. N'ayez pas peur d'essayer, car comme le dit si bien le proverbe, "qui ne tente rien n'a rien". En ouvrant votre esprit à ces possibilités, vous pourriez bien découvrir une nouvelle dimension de votre santé et de votre bien-être.

Chapitre 13 : Conseils Pratiques sur des Produits à Prendre pour le Maintien d'une Bonne Santé

Maintenir une bonne santé et prévenir les maladies sont des objectifs universels qui nécessitent une attention constante à ce que nous consommons au quotidien. La médecine orientale, avec sa riche tradition de phytothérapie et de supplémentation naturelle, offre une vaste gamme de produits qui peuvent soutenir la santé de manière holistique. Ce chapitre présente un guide pratique des suppléments alimentaires et des phytomédicaments recommandés par la médecine orientale pour promouvoir le bien-être général, renforcer le système immunitaire, et prévenir les maladies chroniques.

Les Bases de la Phytothérapie en Médecine Orientale

La phytothérapie, ou l'utilisation des plantes médicinales, est un pilier central de la médecine orientale. Elle repose sur l'idée que les plantes contiennent des substances actives qui peuvent harmoniser les énergies du corps, renforcer les organes internes, et équilibrer le qi (énergie vitale). Contrairement à la médecine occidentale, qui se concentre souvent sur le traitement des symptômes, la phytothérapie orientale cherche à traiter les causes sous-jacentes des maladies en soutenant le corps dans son ensemble.

Le Principe de la Synergie :

En médecine orientale, les plantes sont rarement utilisées individuellement. Au lieu de cela, elles sont souvent combinées dans des formules complexes qui maximisent leur efficacité. Ces formules sont conçues pour créer une synergie entre les différents ingrédients, chaque plante renforçant l'effet des autres. Par exemple, une formule pour renforcer l'immunité peut combiner des plantes qui tonifient le qi, éliminent les toxines, et nourrissent le yin, offrant ainsi une protection globale contre les maladies.

La Personnalisation des Traitements :

Un autre aspect clé de la phytothérapie orientale est la personnalisation des traitements. Chaque personne est unique, avec une constitution énergétique distincte et des besoins spécifiques. Les praticiens de la médecine orientale ajustent donc les formules en fonction de l'individu, en tenant compte de facteurs tels que l'âge, le sexe, le climat, et l'état de santé général. Cette approche personnalisée garantit que les suppléments et les phytomédicaments sont adaptés aux besoins spécifiques de chaque individu.

Suppléments Alimentaires Recommandés

Les suppléments alimentaires en médecine orientale sont conçus pour nourrir le corps, soutenir les fonctions organiques, et prévenir les déséquilibres énergétiques. Voici quelques suppléments clés recommandés pour le maintien d'une bonne santé :

Ginseng (Ren Shen) :

Le ginseng est l'une des plantes les plus célèbres en médecine orientale, connue pour ses propriétés adaptogènes et énergisantes. Il existe plusieurs types de ginseng, mais le plus couramment utilisé est le ginseng asiatique (Panax ginseng). Il est réputé pour tonifier le qi, renforcer le système immunitaire, et améliorer la vitalité générale. Le ginseng est particulièrement recommandé pour les personnes souffrant de fatigue chronique, de faiblesse immunitaire, ou de stress.

Comment l'utiliser : Le ginseng peut être consommé sous forme de thé, de poudre, ou de capsules. Il est souvent pris le matin pour un coup de pouce énergétique, mais il est important de ne pas en abuser, car il peut provoquer de l'agitation chez certaines personnes sensibles.

Reishi (Ling Zhi) :

Le reishi, également connu sous le nom de Ganoderma lucidum, est un champignon médicinal utilisé depuis des millénaires en Asie pour ses propriétés immunomodulatrices et antioxydantes. Il est considéré comme un tonique du qi et est souvent utilisé pour renforcer la santé générale, augmenter la longévité, et prévenir les maladies chroniques.

Comment l'utiliser : Le reishi est disponible sous forme de poudre, de capsules, ou d'extraits liquides. Il peut être ajouté aux boissons chaudes comme le thé ou le café, ou pris en complément alimentaire. Le reishi est généralement bien toléré et peut être consommé quotidiennement pour un soutien immunitaire continu.

Astragale (Huang Qi) :

L'astragale est une autre plante adaptogène populaire en médecine orientale, utilisée pour renforcer le système immunitaire, améliorer la résistance au stress, et prévenir les infections. Elle est particulièrement efficace pour renforcer le qi des poumons et de la rate, deux organes clés dans la défense du corps contre les agressions extérieures.

Comment l'utiliser : L'astragale est souvent consommée sous forme de décoction ou de tisane, mais elle est également disponible en capsules et en poudres. Elle est particulièrement recommandée pendant les saisons froides pour renforcer l'immunité et prévenir les rhumes et grippes.

Cordyceps (Dong Chong Xia Cao) :

Le cordyceps est un champignon rare qui est très prisé pour ses effets revitalisants et énergisants. Il est souvent utilisé pour améliorer la performance physique, augmenter la vitalité, et soutenir les fonctions rénales et pulmonaires. Le cordyceps est également utilisé pour améliorer la circulation sanguine et augmenter l'endurance.

Comment l'utiliser : Le cordyceps peut être consommé sous forme de capsules, de poudre, ou de thé. Il est souvent pris par les athlètes et les personnes actives pour améliorer leur performance, mais il est également bénéfique pour les personnes âgées ou celles souffrant de fatigue chronique.

Chlorelle :

La chlorelle est une algue verte d'eau douce riche en chlorophylle, en protéines, en vitamines, et en minéraux. Elle est souvent utilisée pour détoxifier le corps, améliorer la digestion, et renforcer le système immunitaire. La chlorelle est également reconnue pour sa capacité à éliminer les métaux lourds du corps, ce qui en fait un excellent complément pour ceux qui cherchent à purifier leur organisme.

Comment l'utiliser : La chlorelle est disponible en comprimés, en poudre, ou en capsules. Elle peut être ajoutée aux smoothies, aux jus, ou simplement prise avec de l'eau. Il est recommandé de commencer avec une petite dose et d'augmenter progressivement pour éviter les effets de détoxification trop intenses.

Phytomédicaments Clés pour la Prévention des Maladies

En plus des suppléments alimentaires, la médecine orientale utilise une variété de phytomédicaments pour prévenir les maladies et maintenir l'équilibre énergétique du corps. Ces remèdes à base de plantes sont souvent utilisés pour traiter des déséquilibres spécifiques ou pour renforcer les systèmes corporels vulnérables.

Dang Gui (Angelica sinensis) :

Le Dang Gui, également connu sous le nom d'angélique chinoise, est une plante médicinale couramment utilisée pour nourrir le sang, réguler le cycle menstruel, et traiter les troubles hormonaux. Il est particulièrement bénéfique pour les femmes, mais il est également utilisé pour améliorer la circulation sanguine et traiter les douleurs articulaires.

Comment l'utiliser : Le Dang Gui est souvent consommé sous forme de décoction, de capsules, ou d'extraits. Il est souvent associé à d'autres plantes comme le Shu Di Huang (Rehmannia) pour renforcer son effet. Il est recommandé de consulter un praticien avant de l'utiliser, surtout pour les femmes enceintes.

Schisandra (Wu Wei Zi) :

La baie de schisandra est utilisée en médecine orientale pour ses propriétés adaptogènes, tonifiantes, et protectrices du foie. Elle est également reconnue pour améliorer la clarté mentale, augmenter l'endurance physique, et renforcer le système immunitaire. En tant qu'antioxydant puissant, la schisandra aide à protéger les cellules contre les dommages oxydatifs.

Comment l'utiliser : La schisandra est disponible sous forme de poudre, de capsules, ou d'extraits liquides. Elle peut être ajoutée aux boissons ou prise directement comme complément. La schisandra est généralement bien tolérée, mais il est recommandé de l'utiliser sous la supervision d'un praticien qualifié.

Bai Zhu (Atractylodes macrocephala) :

Le Bai Zhu est une plante médicinale utilisée pour renforcer la rate, améliorer la digestion, et traiter l'accumulation d'humidité dans le corps. Il est particulièrement bénéfique pour les personnes souffrant de troubles digestifs, de fatigue, ou de faiblesse immunitaire. Le Bai Zhu est également utilisé pour prévenir les rhumes et les infections respiratoires.

Comment l'utiliser : Le Bai Zhu est souvent inclus dans des formules à base de plantes, mais il peut également être pris seul sous forme de décoction ou de capsules. Il est recommandé de l'utiliser en association avec d'autres plantes pour renforcer son efficacité.

Goji (Gou Qi Zi) :

Les baies de goji sont bien connues pour leur richesse en antioxydants, en vitamines, et en minéraux. En médecine orientale, elles sont utilisées pour nourrir le foie et les reins, renforcer la vision, et améliorer la longévité. Les baies de goji sont également réputées pour leur capacité à renforcer le système immunitaire et à protéger contre les maladies chroniques.

Comment l'utiliser : Les baies de goji peuvent être consommées sous forme séchée, ajoutées aux céréales, aux yaourts, ou aux smoothies. Elles peuvent également être infusées dans des thés ou des décoctions. Les baies de goji sont faciles à intégrer dans l'alimentation quotidienne et sont généralement bien tolérées par tous.

Rehmannia (Shu Di Huang) :

Le Rehmannia est une plante médicinale utilisée pour nourrir le yin, renforcer le sang, et traiter les troubles hormonaux. Elle est particulièrement bénéfique pour les femmes, mais elle est également utilisée pour traiter les affections liées à la vieillesse, comme l'arthrite et l'hypertension. Le Rehmannia est également réputé pour améliorer la fonction rénale et hépatique.

Comment l'utiliser : Le Rehmannia est souvent pris sous forme de décoction ou de comprimés, souvent en combinaison avec d'autres plantes comme le Dang Gui et le Shu Di Huang pour renforcer son effet. Il est recommandé de consulter un praticien avant de l'utiliser, surtout en cas de maladies chroniques.

Intégrer ces Suppléments et Phytomédicaments dans votre Vie Quotidienne

Pour tirer le meilleur parti des suppléments alimentaires et des phytomédicaments recommandés par la médecine orientale, il est important de les intégrer de manière cohérente et réfléchie dans votre routine quotidienne. Voici quelques conseils pour vous aider à démarrer :

Consulter un Praticien :

Avant de commencer tout nouveau supplément ou phytomédicament, il est essentiel de consulter un praticien qualifié en médecine orientale. Il ou elle pourra évaluer votre état de santé général, identifier les déséquilibres énergétiques spécifiques, et recommander des produits adaptés à vos besoins individuels.

Commencer Petit :

Il est souvent préférable de commencer par un ou deux suppléments ou phytomédicaments et de les intégrer progressivement dans votre routine. Cela permet à votre corps de s'adapter et vous donne le temps de surveiller les effets. Vous pouvez ensuite ajouter d'autres produits au fur et à mesure que vous vous familiarisez avec eux.

Écouter votre Corps :

Soyez attentif à la manière dont votre corps réagit aux nouveaux suppléments et phytomédicaments. Si vous ressentez des effets indésirables ou si vous ne voyez pas d'amélioration, ajustez la dose ou consultez votre praticien pour des conseils supplémentaires.

Être Patient et Persévérant :

Les suppléments alimentaires et les phytomédicaments peuvent prendre du temps pour montrer leurs effets, surtout s'ils sont utilisés pour traiter des déséquilibres chroniques ou profonds. Soyez patient et persévérant, et rappelez-vous que la médecine orientale adopte une approche douce et progressive de la guérison.

En intégrant ces produits dans votre vie quotidienne, vous pouvez non seulement maintenir une bonne santé, mais aussi renforcer votre corps contre les maladies, améliorer votre bien-être général, et prolonger votre longévité. La médecine orientale offre une richesse de ressources naturelles pour soutenir la santé de manière holistique, et avec les conseils appropriés, vous pouvez tirer pleinement parti de ces trésors de la nature.

Conclusion général

En arrivant à la fin de ce voyage à travers les mystères et les trésors de la médecine orientale, il est clair que nous avons seulement effleuré la surface d'une tradition millénaire riche en sagesse et en pratiques éprouvées. Ce guide a été conçu pour vous offrir non seulement des informations, mais aussi une invitation à explorer plus profondément les possibilités offertes par cette approche holistique de la santé et du bien-être.

La médecine orientale, avec ses racines profondes dans des philosophies qui prônent l'équilibre, l'harmonie et le respect des cycles naturels, nous enseigne que la santé n'est pas simplement l'absence de maladie, mais un état de bien-être total qui englobe le corps, l'esprit et l'âme. À travers les pages de ce livre, nous avons exploré les multiples facettes de cette tradition, des concepts de yin et yang aux remèdes naturels pour des affections spécifiques, en passant par l'importance de la prévention et de l'entretien régulier de notre corps.

Un Retour aux Sources de la Guérison

Ce retour aux sources de la guérison nous rappelle que notre corps est naturellement conçu pour maintenir l'équilibre et l'harmonie. La médecine orientale ne fait que soutenir et encourager cette capacité innée en utilisant des méthodes douces mais puissantes, qui respectent le rythme naturel du corps. Les suppléments alimentaires, les phytomédicaments, l'acupuncture, et d'autres pratiques ne sont pas simplement des outils de guérison, mais des moyens de reconnecter avec une sagesse ancienne qui reconnaît l'interconnexion de toutes choses.

À travers l'utilisation judicieuse de plantes médicinales, d'exercices énergétiques, et de régimes alimentaires adaptés à chaque constitution individuelle, la médecine orientale nous offre une feuille de route pour vivre en harmonie avec notre environnement intérieur et extérieur. Cette approche, qui privilégie la prévention et l'entretien de la santé, est un rappel puissant que la véritable guérison vient de l'intérieur, et qu'elle nécessite une écoute attentive de notre corps et une action proactive pour maintenir cet équilibre.

La Puissance de la Prévention et de la Connaissance

L'un des messages clés que nous espérons que vous retiendrez de ce livre est l'importance de la prévention. En Occident, nous sommes souvent conditionnés à réagir à la maladie une fois qu'elle s'est manifestée, mais la médecine orientale nous enseigne que la prévention est non seulement possible, mais essentielle. En adoptant des pratiques de santé préventives basées sur la médecine orientale, nous pouvons non seulement prévenir de nombreuses maladies, mais aussi améliorer notre qualité de vie de manière significative.

La connaissance est également un pouvoir. En vous informant sur les options de la médecine orientale, vous vous donnez les moyens de faire des choix éclairés pour votre santé et celle de vos proches. Que vous choisissiez d'intégrer ces pratiques de manière complémentaire à la médecine conventionnelle ou que vous optiez pour une approche plus orientée vers la nature, le simple fait d'être informé vous permet d'être un participant actif dans votre propre bien-être.

Vers un Avenir en Harmonie

En conclusion, ce livre n'est pas une fin en soi, mais plutôt un point de départ. Il vous encourage à continuer à explorer, à poser des questions, à expérimenter et à découvrir ce qui fonctionne le mieux pour vous. La médecine orientale n'est pas une solution unique, mais un cadre dans lequel vous pouvez trouver les outils et les techniques qui résonnent avec vous et qui soutiennent votre chemin personnel vers la santé.

Nous vivons à une époque où les connaissances anciennes et les avancées modernes peuvent coexister et se compléter mutuellement. En intégrant les principes de la médecine orientale dans votre vie quotidienne, vous ne vous contentez pas de suivre une mode, mais vous vous connectez à une tradition vivante et dynamique qui a prouvé sa valeur à travers les siècles.

Finalement, ce livre est une invitation à voir la santé non pas comme un objectif à atteindre, mais comme un état naturel à maintenir. En embrassant la sagesse de la médecine orientale, vous ouvrez la porte à une vie plus équilibrée, plus harmonieuse, et plus épanouissante. Votre santé est entre vos mains, et avec les outils et les connaissances que vous avez maintenant, vous êtes mieux équipé que jamais pour naviguer dans les complexités de la vie moderne tout en honorant la sagesse du passé.

Essayez, explorez, et surtout, prenez soin de vous, car la véritable richesse réside dans une santé solide et durable, ancrée dans un équilibre harmonieux entre le corps, l'esprit et l'âme.

Postface par Kabwe Muzembe Mermoz

En écrivant ce livre, j'ai entrepris un voyage personnel à travers les traditions et les pratiques de la médecine orientale, un voyage qui m'a non seulement enrichi en tant qu'auteur, mais aussi en tant qu'individu. Ce que vous avez entre les mains est bien plus qu'un simple guide ; c'est le fruit d'une exploration approfondie de méthodes de guérison qui ont traversé les âges, portant avec elles la sagesse de civilisations anciennes qui ont compris, bien avant nous, l'importance de l'équilibre entre le corps, l'esprit et l'âme.

Mon intention avec ce livre était de partager cette sagesse avec vous, non pas en tant que simple collection de connaissances, mais comme une invitation à découvrir des approches qui peuvent transformer votre relation avec la santé et le bien-être. À une époque où la médecine moderne est souvent perçue comme la seule réponse aux défis de la santé, il est essentiel de se rappeler qu'il existe des alternatives puissantes et complémentaires, enracinées dans une compréhension holistique de l'être humain.

Le parcours qui m'a conduit à écrire ce livre a été marqué par des découvertes fascinantes et des rencontres inspirantes avec des praticiens et des patients qui ont trouvé dans la médecine orientale une source de guérison et de renouvellement. Ces expériences m'ont convaincu que la médecine orientale, loin d'être une simple alternative, est une voie d'avenir pour ceux qui cherchent à vivre en harmonie avec eux-mêmes et avec leur environnement.

En tant qu'auteur, mais surtout en tant qu'humain engagé dans la quête d'une santé optimale, je vous encourage à garder l'esprit ouvert et à être curieux. Ce livre ne prétend pas avoir toutes les réponses, mais il ouvre des portes vers des possibilités infinies de guérison et de bien-être. Essayez, explorez, et trouvez ce qui résonne avec vous.

La médecine orientale offre une perspective précieuse sur la santé, une perspective qui nous rappelle que le corps a une capacité naturelle à guérir, si nous lui donnons les outils et l'environnement nécessaires pour le faire. En intégrant ces pratiques dans votre vie, vous ne faites pas seulement un choix pour votre santé aujourd'hui, mais vous posez également les fondations pour un avenir plus équilibré et plus harmonieux.

Je tiens à remercier tous ceux qui ont inspiré et soutenu ce projet, ainsi que vous, chers lecteurs, pour avoir pris le temps d'explorer ces pages avec moi. Votre engagement envers votre propre bien-être est la meilleure récompense que je puisse espérer en tant qu'auteur. Continuez à prendre soin de vous, à chercher l'équilibre, et à vivre chaque jour avec une intention consciente de bien-être.

Avec toute ma gratitude et mon respect,

Kabwe Muzembe Mermoz

Références Bibliographiques

1. **Chevallier, A.** (2000). *L'encyclopédie des plantes médicinales : Identification, préparation, soins*. Éditions Larousse.
    - Ce livre propose une exploration approfondie des plantes médicinales utilisées dans différentes traditions, y compris la médecine orientale, avec des conseils pratiques pour leur utilisation.
2. **Machado, E.** (2018). *Le guide de l'acupuncture traditionnelle : Théories et applications pratiques*. Éditions Médicis.
    - Un guide complet sur l'acupuncture, expliquant les théories de base ainsi que des techniques pratiques, adapté pour ceux qui souhaitent intégrer cette pratique dans leur vie ou leur pratique médicale.

3. **Li, L.** (2015). *La médecine traditionnelle chinoise pour les nuls*. First Éditions.

   - Une introduction accessible à la médecine traditionnelle chinoise (MTC), couvrant les concepts fondamentaux tels que le yin et le yang, le *qi*, et les cinq éléments, avec des conseils pratiques pour l'auto-soin.

4. **Bach, R.** (2016). *Qi Gong pour la santé et la vitalité*. Éditions Médicis.

   - Un guide pratique pour le Qi Gong, une pratique énergétique qui fait partie intégrante de la médecine orientale, avec des exercices pour renforcer la santé et l'énergie vitale.

5. **Bensky, D., Clavey, S., & Stöger, E.** (2010). *Materia Medica Chinoise : Les substances médicinales dans la médecine chinoise classique*. Éditions Guy Trédaniel.

   - Un ouvrage de référence détaillé sur les herbes et substances médicinales utilisées dans la médecine chinoise, avec des descriptions complètes de leurs propriétés, indications, et combinaisons.

6. **Thomas, F.** (2009). *Le Tao de la santé : La sagesse chinoise pour le bien-être quotidien*. Éditions Le Courrier du Livre.
   - Ce livre explore comment les principes du Taoïsme, base de la médecine chinoise, peuvent être appliqués pour maintenir une santé optimale et un équilibre de vie.
7. **Aveline, J.-M.** (2011). *Les 1000 plantes médicinales : Encyclopédie des plantes médicinales*. Éditions Gründ.
   - Une encyclopédie complète sur les plantes médicinales, couvrant leurs utilisations traditionnelles et modernes dans diverses pratiques, y compris la médecine orientale.

8. **Ni, H.-C.** (2014). *Le secret de la santé chinoise pour le bien-être total*. Éditions Médicis.

   - Ce livre explore les secrets de la longévité et de la santé selon les traditions chinoises, avec des conseils sur la nutrition, l'exercice, et la gestion du stress.

9. **Beyer, S.** (2007). *Les racines du ciel : Initiation à la médecine tibétaine*. Éditions Dervy.

   - Un ouvrage qui introduit les concepts et les pratiques de la médecine tibétaine, une branche spécifique de la médecine orientale, avec des insights sur la guérison holistique.

10. **Kaptchuk, T. J.** (2007). *Le grand livre de la médecine chinoise*. Éditions Guy Trédaniel.

   - Une introduction détaillée à la médecine chinoise, couvrant à la fois les théories de base et les applications cliniques, avec des sections sur les herbes, l'acupuncture, et la diététique chinoise.

Table des matières

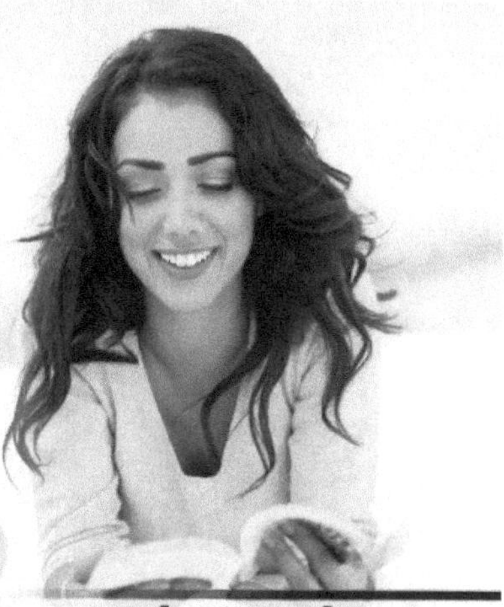

FSC
www.fsc.org
MIX
Papier | Fördert gute Waldnutzung
FSC® C083411

Kolibri 360 GmbH
Ferdinand-Jühlke-Straße 7
99095 Erfurt, Deutschland
produktsicherheit@kolibri360.de

Druck:
CPI Druckdienstleistungen GmbH
im Auftrag der
Kolibri 360 GmbH
Ferdinand-Jühlke-Str. 7
99095 Erfurt